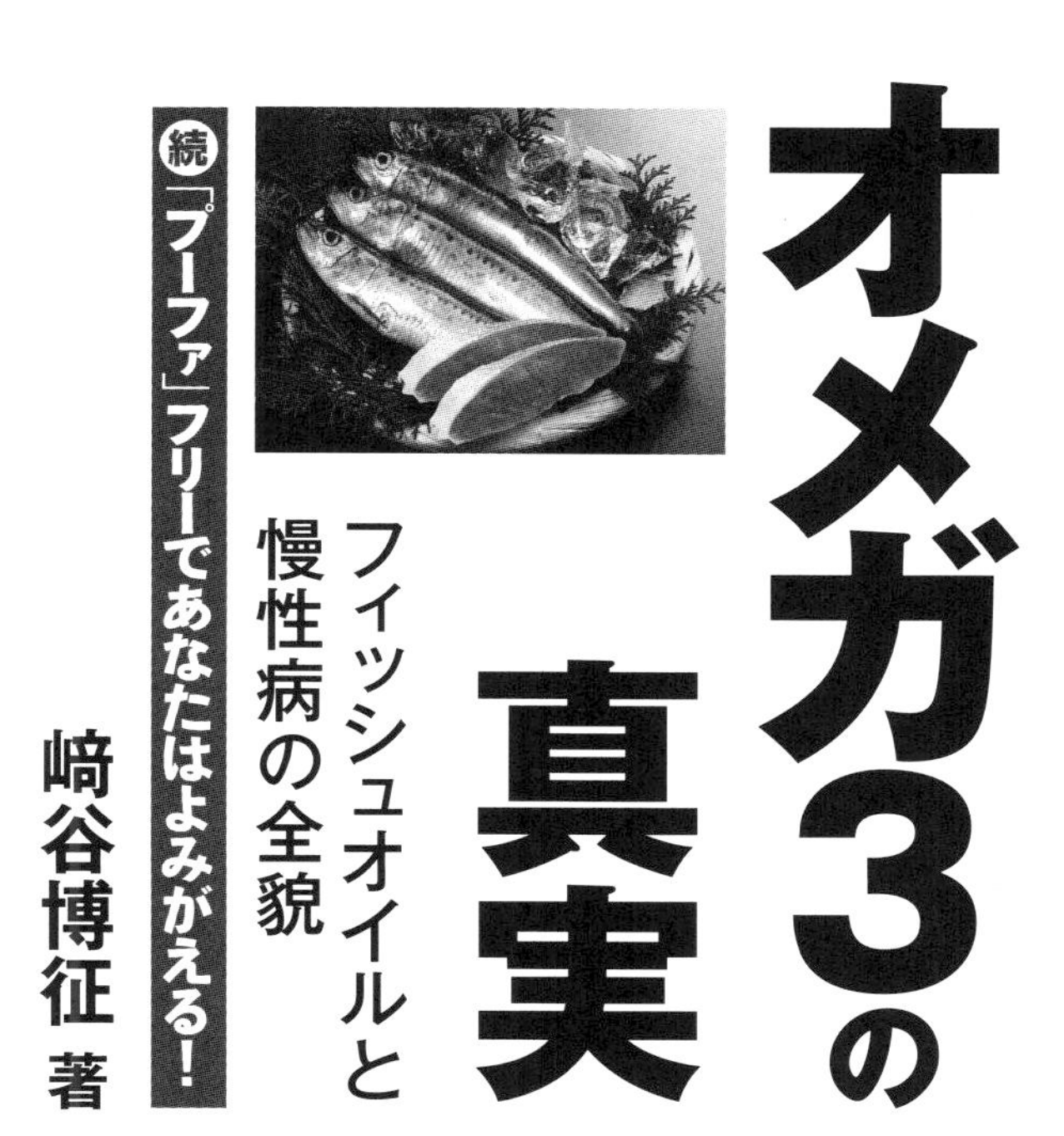

オメガ3の真実

フィッシュオイルと慢性病の全貌

続「プーファ」フリーであなたはよみがえる！

﨑谷博征 著

健康常識パラダイムシフトシリーズ 7

鉱脈社

はじめに

肝機能障害、甲状腺機能低下、性腺機能低下、免疫系の機能不全、ミトコンドリアのエネルギー産生ダメージ（糖のエネルギー代謝抑制）、シミ（老人斑）、ガンの転移促進などの慢性病とよばれる症状をひきおこし、人体にとって甚大な悪影響をもたらす物質があります。

その物質とは、オメガ3と呼ばれる「プーファ（多価不飽和脂肪酸）」です。今回の著作のメインテーマです。

一九六〇年代に石油製品が市場を席捲するまでは、魚油（フィッシュオイル）に代表されるオメガ3はニスなどの塗料として使用されてきました。これは、魚油などのオメガ3は最も酸化しやすいオイルで、すぐに空気と反応して酸化し、変性して固まるという性質があったからです。

そのような最も酸化しやすいオイルが人体に入る結末こそが、冒頭に上げた慢性病の数々です。現代医学や栄養学では、慢性病では血液中の魚油（ＥＰＡ）、ＤＨＡ濃度が低いというデータをもって、魚油（ＥＰＡ）、ＤＨＡは慢性病の予防に必要（必須）としています。これは前述した最も酸化しやすいオイルという基礎的な事実を忘れています。

魚油（ＥＰＡ）、ＤＨＡは本編で詳述するように、私たちが摂取すると消化の過程ですぐに酸化されて変性します。つまり、元の魚油（ＥＰＡ）、ＤＨＡは酸化によって形が変わるのです。そのために、慢性病では血液内での魚油（ＥＰＡ）、ＤＨＡが少なくなっても不思議ではないのです。むしろ、魚油（ＥＰＡ）、ＤＨＡの過酸化脂質の発生などによって慢性病が作られるのです。

ところが、二〇〇一年に米国では、日本の厚生省にあたる米国食品医薬品局（ＦＤＡ）が粉ミルクにＤＨＡを添加しても安全（ＧＲＡＳ）だと発表しました。日本もそれに追随して、魚油やＤＨＡに代表されるオメガ３が人体に安全であるとしています。それどころか、現代医学や一般の健康常識では以下のようなオメガ３の健康効果さえ謳われているのが現状です。

・子供の目や脳によい。
・湿疹によい
・心臓血管疾患によい

・ガンを予防する
・肥満の減量効果がある
・関節炎によい
・うつや各種の精神病に良い……etc.

これら喧伝されているオメガ3の効果は、サイエンス（solid science）ではどれも立証されていないものばかりです。

それでは、なぜ、これらのオメガ3が健康に良いと推奨されることになったのでしょうか？

それは私たちには想像し難いかも知れませんが、フィッシュオイル（魚油）産業の力が大きく関係しています。フィッシュオイル産業は、多国籍企業の中でも最大のシードオイル（植物油脂）産業と同じく、政府に大きな影響力を持っているのです。

二〇〇四年に英国王立鳥類保護協会が、フィッシュオイル産業に対して警告を発表しました。それは、冷水魚を大量に捕獲して、油を搾り取るという行為が海鳥を絶滅の危機に追いやっているということでした。実際に大量の海鳥が餓死する事態になっているのです。

魚を捕獲して油を搾り取るという行為の不自然さをよく考えてみてください。それは、植物の種から油を搾り取るという行為の不自然さとまったく同じです。生命体の一部だけを化学抽出したものを過剰摂取すると、必ず弊害が出てきます。

魚や植物からの油の抽出には、大量の化学薬品と加熱工程を必要とします。このような人工的な加工は、魚油という最も酸化しやすいオメガ3にとってどのような結末をもたらすのか？

私自身の心身がフィッシュオイルの長期摂取によってボロボロになった実体験からも、青魚から油だけを搾り取るという不自然さ（もちろん種子から油だけを搾りとるという不自然さにも）に早く気づいてほしいと願っています。

このことも本編で詳述していきますのでご期待ください。

なお過酸化脂質は、正確には活性カルボニル化合物（RCCs, reactive carbonyl compounds）といいます。本編では活性化カルボニル化合物の大半はアルデヒドに分類されますので、過酸化脂質（アルデヒド）あるいは単にアルデヒドと表現しています。

目次

オメガ3の真実
フィッシュオイルと慢性病の全貌
㊫「プーファ」フリーであなたはよみがえる！

第1章 フィッシュオイルが危険な理由

第4章 細胞内シグナルとしてのオメガ3の過酸化脂質（アルデヒド）

第5章　プーファ・フリーでよみがえる

第1章
フィッシュオイルが危険な理由

1 オメガ6とオメガ3＝二つのプーファ

多価不飽和脂肪酸（PUFA：polyunsaturated fatty acid〈プーファと呼ぶ〉）はオメガ6脂肪酸（Omega-6脂肪酸、n-6 fatty acid）とオメガ3脂肪酸（Omega-3脂肪酸、n-3 fatty acid）の二つに大別されます。

オメガ6脂肪酸の代表が植物油脂（しょくぶつゆし）です。これは種子の油を人工的に化学抽出したものです。現代ではほとんどの加工食品に添加されています。大豆、コーン、サフラワー、ヒマワリの種から搾った油です。

一方のオメガ3脂肪酸の代表が魚油（うおゆ）です。イワシ、ニシンなどの冷水魚（cold water fish）から搾り取った油です。亜麻仁（あまに）の種を搾ったものもオメガ3脂肪酸に分類されます。

これらのプーファ（多価不飽和脂肪酸）は、すぐに酸素と結びつく性質があります。つまり、容易に酸化されやすいという特徴があります。そして、オメガ6およびオメガ

3のいずれのプーファも、人体で容易に酸化されて毒性物質を産生します。

しかし、現代医学ではこれらのプーファを「必須脂肪酸」として人体に不可欠な脂肪と定義しています。

ところが、二十世紀後半に入って、これらの「必須脂肪酸」とされるプーファ（オメガ6およびオメガ3）が食卓に普及するにつれ、ガン、心臓血管疾患、脳卒中、糖尿病などのメタボリック・シンドローム、アトピー性皮膚炎などのアレルギー疾患、関節リウマチなどの自己免疫疾患、アルツハイマー病などの脳の変性疾患、うつ病などの精神疾患が急増しているのです。

さすがの現代医学も、これらの慢性病がプーファの過剰摂取に関係していることを一部は認めざるを得なくなりました。しかし、プーファは必須脂肪酸で健康増進作用があるという基本的姿勢は変わりません。そして、その慢性病の原因の一端を単にオメガ6（植物油脂）の過剰摂取にあるとしか言及していません。

オメガ3はオメガ6よりも酸化されやすいプーファです。それにもかかわらず、オメガ6の過剰摂取の問題だけに言及しているのです。それどころか現在（二〇一九年時点）でもオメガ3の健康効果が高らかに謳われているのです。これはどこかおかしくないでしょうか?

2 オメガ3はオメガ6の毒性を消す?

オメガ3がいまだにメインストリームの現代医学や代替医療に人気があるのは、オメガ6と呼ばれている植物油脂の毒性を中和するからといわれています。

たしかに、ほとんどの細胞の脂肪酸をキャッチするアンテナ（「受容体」と呼ばれる）は、オメガ3およびオメガ6のいずれにも結合します。オメガ3が多くなると、オメガ6が細胞に結合する部位（受容体）を占拠するようになります。これでオメガ3の作用がオメガ6よりも大きくなります（これは決して良いことではないことを後述します）。

オメガ6の問題は、リノール酸という大元から代謝されて産生されるアラキドン酸にあるといわれています。アラキドン酸は酵素反応によって、炎症性物質（エイコサノイドなど）を産生するからです。そして、オメガ3は抗炎症性エイコサノイドを誘導する、だから、オメガ3は植物油脂の毒性を中和する。ということになります。しかし、これはあくまでも炎症という病的な状態での話です。

［図1］オメガ3はオメガ6の毒性を消す？
―― その1 ――

▶健康人、とくに長寿の人たちの体内では、オメガ6のアラキドン酸から抗炎症性のエイコサノイド（15-hydroxyeicosatetraenoic acid）が大量に産生されている

▶アラキドン酸から産生されるリポキシンA4（lipoxin A4）というエイコサノイドは、メタ炎症という高脂肪食によって引き起こされる全身の炎症を止める役割を持っている

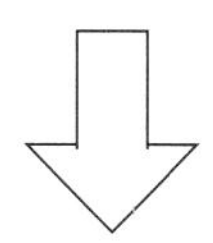

オメガ3を摂取しなくても、
炎症・抗炎症のバランスがとれている

健康人、とくに長寿の人たちの体内では、オメガ6のアラキドン酸から抗炎症性のエイコサノイド（15-hydroxyeicosatetraenoic acid）が大量に産生されているのです[1]。また、アラキドン酸から産生されるリポキシンA4（lipoxin A4）というエイコサノイドは、高脂肪食によって引き起こされるメタ炎症という全身の炎症を止める役割を持っています[2]。

さらに私たちの体内では、糖や果糖から飽和脂肪酸（パルミチン酸）が作られます。そして飽和脂肪酸からミード酸などのオメガ9と呼ばれる不飽和脂肪酸（一価不飽和脂肪酸）が産生されます。飽和脂肪酸やオメガ9とよばれる脂肪酸は、プーファ（オメガ3およびオメガ6）の作用をブロックしてくれます[3]。

私たちの体はわざわざオメガ3を摂取しなくても、炎症・抗炎症のバランスをしっかりとっているのです。

フィッシュオイルから産生されるプロスタグランディン（PGE3）は、アラキドン酸（オメガ6）から産生されるプロスタグランディン（PGE2）と同じ作用を持ちます。正確には、フィッシュオイルから産生されるプロスタグランディン（PGE3）は、アラキ

［図2］オメガ3はオメガ6の毒性を消す？
―その2―

▶フィッシュオイルから産生されるプロスタグランディン（PGE3）は、アラキドン酸（オメガ6）から産生されるプロスタグランディン（PGE2）と同じ作用を持つ
（フィッシュオイルから産生されるプロスタグランディン（PGE3）はアラキドン酸（オメガ6）から産生されるプロスタグランディン（PGE2）の部分アゴニスト（partial agonist））

▶一方、フィッシュオイルから産生されるプロスタグランディン（PGE3）の受容体EP（1〜4）の刺激によって発ガン、ガン抑制の両方に働く

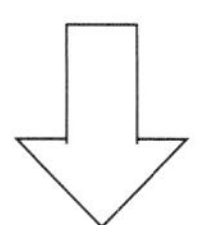

エイコサノイドといわれるプーファ（オメガ3＆6）からの誘導産物は、生命場によって作用が正反対に働く

［図3］オメガ3はオメガ6の毒性を消す？
──その3──

オメガ6＝炎症・ガン促進、
オメガ3＝抗炎症・ガン抑制

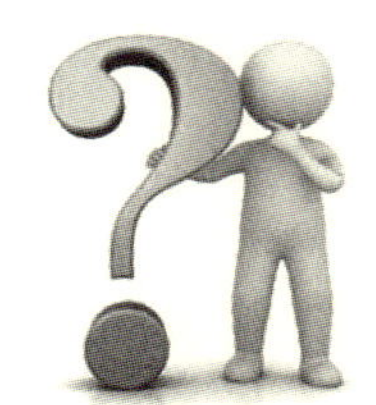

あまりにも単純な図式

オメガ3および6のいずれも、生命場によって炎症・抗炎症およびガン促進・ガン抑制のいずれにも作用する。

ドン酸（オメガ6）から産生されるプロスタグランディン（PGE2）の部分（作用物質）アゴニスト（partial agonist）といいます。プロスタグランディン（PGE2）は発ガン性が認められているため、フィッシュオイルから産生されるプロスタグランディン（PGE3）も同じく発ガン性があるということになります[4]。

これらのエイコサノイドといわれるプーファ（オメガ3&6）からの誘導産物は、生命場によって作用が正反対に働きます（『新・免疫革命』参照）。実際にフィッシュオイルから産生されるプロスタグランディン（PGE3）の受容体EP（1〜4）の刺激によって、発ガン、ガン抑制の両方に働くことが報告されています[5]。

したがって、オメガ6＝炎症・ガン促進、オメガ3＝抗炎症・ガン抑制というのはあまりにも単純な図式で、実際の私たちの体内ではもっとダイナミックに作用が変化しているのです。

実際には、ＤＨＡなどのオメガ3を摂取すると、細胞にストレスを与えて、細胞成分に組み込まれているオメガ6を細胞から放出させます[6]。これによって、オメガ6が血液中に増加します。オメガ3がオメガ6を増やすということです。このように、オメガ3がオメガ6の害悪を消すという単純な図式が、いかに現実とかけ離れているかがお分かりになると思います。

3　オメガ3の相反する研究報告

それでは、健康ではない状態では、オメガ3を摂取することがオメガ6（植物油脂）

の毒性を消去する最適な方法なのでしょうか？

二〇一七年の最新の疫学的データでは、オメガ3が心臓血管疾患やガンに良い影響を与えているという内容が圧倒的に多いです。しかし一方では、たとえば大腸炎、大腸ガンに関しては、オメガ3が有効という研究[7]もあれば、悪化させるという研究もあります[8]。

このように昔からオメガ3に関しては、相反する研究が存在しています。にもかかわらず、検索するとほとんどオメガ3の有効性しか出てきません。それは、オメガ3の実験でネガティヴ・データ（効果がないか、マイナスの結果）が出た場合は、公表されていないからで、このことも問題となっています。

特に問題になるのは、疫学的データです。これは人間を対象にした研究内容で、交絡因子（他の原因が複雑に絡み合っている）が多くエビデンスレベルは低いため信頼性に欠けますが、それでも疫学的データを総括したものでは、オメガ3のサプリメントによって総死亡率、心臓死、突然死、心筋梗塞、脳卒中などのリスクを低下させる効果はないと報告されています[9]。

二〇一八年にも大規模（総数二十五万八百七十一人）な臨床結果（二重盲検ランダ

ム化試験）が報告されました[10]。対象は米国の五十歳以上の男性と五十五歳以上の女性。中央値が五・三年の経過観察です。

その結果、オメガ3のサプリメントは、心臓血管疾患およびガンを予防する効果はありませんでした。さらに、統計学的には有意ではなかったようですが、女性ではオメガ3のサプリメントによって、むしろガンの発症が上昇していました。

実はこの研究では、オメガ3と一緒にビタミンD（抗炎症・抗ガン作用がある）も投与しています。オメガ3は後述するようにビタミンDの作用をブロックするので、ビタミンDの心臓血管疾患およびガン予防効果を打ち消してしまいます。

しかしその作用より、オメガ3そのものの危険性があります。少なくとも、オメガ3のサプリメントに健康効果があるという喧伝は明確に否定されました。

オメガ3を正統に評価するためには、多数の基礎的データを客観的に眺め、それを俯瞰する必要があります。

［図4］オメガ3のサプリメント市場

◆米国の成人で第一位、子供でも二位のシェア

2007 National Health Interview Survey

◆米国の成人の7.8%（1800万人）が使用
２兆円以上のマーケット規模

Trends in the use of complementary health approaches among adults: United States, 2002–2012, National health statistics reports, 2015

◆加工食品への添加

◆高脂血症の治療薬として使用

4 オメガ3のサプリメント市場

米国のサプリメント市場では、オメガ3が成人で堂々の第一位、子供でも二位のシェアを誇っています[11]。米国の成人の七・八パーセント（一八〇〇万人）が使用し、二兆円以上のマーケット規模です[12]。

オメガ3は単独で販売されているサプリメントだけではありません。最近では、粉ミルクにＤＨＡが添加されたりするように、加工食品に添加されています。

また現代医療でも、高脂血症の治療薬として使用されています。日本では、武田薬

品工業がロトリガ粒状カプセル（ＥＰＡ／ＤＨＡ２ｇ）、持田製薬がエパデールカプセル３００（ＥＰＡ）を販売しています。

5 フィッシュオイル中のEPA／DHA

米国の循環器学会（ＡＨＡ）は、フィッシュオイルを一日一ｇ量推奨しています。それでは実際にマーケットに出ているフィッシュオイルにはどれだけのＥＰＡとＤＨＡが含まれているのでしょうか？

平均してフィッシュオイル一ｇ中には、一八〇㎎ＥＰＡ、一二〇㎎ＤＨＡ（合計三〇〇㎎）が含まれています[13]。一方、一日の私たちの食事からのＥＰＡとＤＨＡの合計摂取量は、米国農務省の推計によると子供四〇㎎、成人九〇㎎となっています[14]。

単純計算するとフィッシュオイル一カプセル中のＥＰＡ／ＤＨＡ（合計）は、食事からの一日摂取量の子供で七・五倍、成人で三・三倍量にも相当します。ちなみに、心臓疾患などがすでにある場合は、フィッシュオイルのカプセルを一日三回推奨されていますから、通常の食事から摂取するＥＰＡ／ＤＨＡの十倍（成人）にもなります。

［図5］フィッシュオイル中のEPA/DHA

▶平均1,000mg フッシュオイル（1カプセル）に
180mg EPA , 120mg DHA.（合計300mg）

Lipids Health Dis. 2014; 13: 190

▶EPA とDHA の1日摂取量（食事から）
子供40 mg 、成人90 mg（米国農務省の推計）

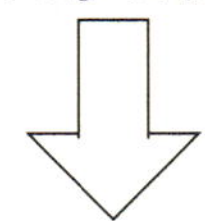

フィッシュオイル１カプセル中のEPA/DHAは、
１日摂取量（食事）の子供で7.5倍、成人で3.3倍量

U.S. Department of Agriculture, Agricultural Research Service. What we eat in America, 2011-2012.external link disclaimer 2015.

心臓疾患などがすでにある場合は、フィッシュオイルのカプセルを1日3回推奨されているが、この量は通常の食事から摂取するEPA/DHAの10倍にもなる（成人）！

［図6］リノレイン酸からのEPA/DHAへの変換

◆リノレイン酸からEPA とDHA への変換率

・EPA　0.2%　　・DHA　0.05%

◆欧米でのリノレイン酸摂取量

・0.5 ～ 2.3ｇ/日

Prog Lipid Res. 2016 Oct;64:30-56

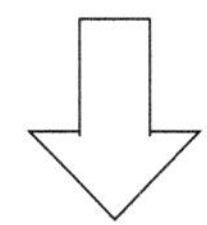

EPA　2~46mg/日　　DHA　0.25~1.15mg/日

EPA+ DHAの最大1日量（成人：リノレイン酸からの変換も含めて）

90+46+1.15=137.15mg

フィッシュオイル１カプセル（300mg）は、

EPA/DHAの最大摂取量の2倍以上！⇒１カプセルでも過量

6 リノレイン酸からのEPA／DHAへの変換

私たちは、ＥＰＡ／ＤＨＡを、ダイレクトに食品やフィッシュオイルなどのサプリから摂取する以外にも、リノレイン酸を摂取することで体内で酵素反応によりＥＰＡ／ＤＨＡを生成しています。リノレイン酸からＥＰＡとＤＨＡへの変換率は、だいたいＥＰＡで〇・二パーセント、ＤＨＡで〇・〇五パーセントと報告されています[15]。

そして欧米でのリノレイン酸摂取量は、〇・五〜二・三ｇ／日なので、体内でのリノレイン酸からのＥＰＡ産生量は二〜四六mg／日、ＤＨＡ産生量は〇・二五〜一・一五mg／日になります。

私たちのＥＰＡ／ＤＨＡの食事からの摂取量とリノレイン酸からの変換量を計算すると（成人）、最大に変換している場合、１日のＥＰＡ／ＤＨＡ量は九〇＋四六＋一・一五＝一三七・一五mgになります。フィッシュオイル一カプセルＥＰＡ／ＤＨＡ量三〇〇mgは、ＥＰＡ／ＤＨＡの最大摂取量（一三七・一五mg）の二倍以上になります（変換率が最低の場合では三倍以上！）。つまり、一カプセルでもＥＰＡ／ＤＨＡは過量になって

[図7] EPA/DHAの必要量は

▶魚を食べないベジタリアンでも十分なEPA/DHA量

Appl Physiol Nutr Metab. 2007 Aug; 32(4):619-34.

▶魚を食べる人のDHA量の0.3%しか摂取していないベジタリアンでも十分な血液中のEPA/DHA量
(85% of the EPA levels and 83% of the DHA levels that consumers of fish did)

Am J Clin Nutr. 2010 Nov; 92(5):1040-51

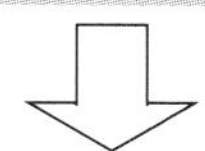

▶リノール酸からDHAへ変換(the delta-6 and delta-5 desaturase enzymes)するのは全体の0.05%以下の量

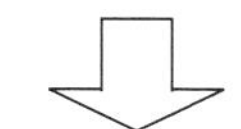

この量でも十分な量

いるのです。

拙著『プーファ・フリーであなたはよみがえる』で紹介しましたが、魚を摂取しないベジタリアン(ビーガン=完全菜食主義者)でも、血液中のEPA/DHA量は十分にあります[16]。これは食事からEPA/DHAを摂取しなくても、リノレイン酸から体内産生できるからです。(魚を食べる人のDHA量の〇・三パーセントしか摂取していないベジタリアンでも十分な血液中のEPA/DHA量、魚を定期的に摂取している人の八五パーセントのEPAレベル、八

［図8］リノレイン酸からEPA、DHAの変換は極めて限定されている

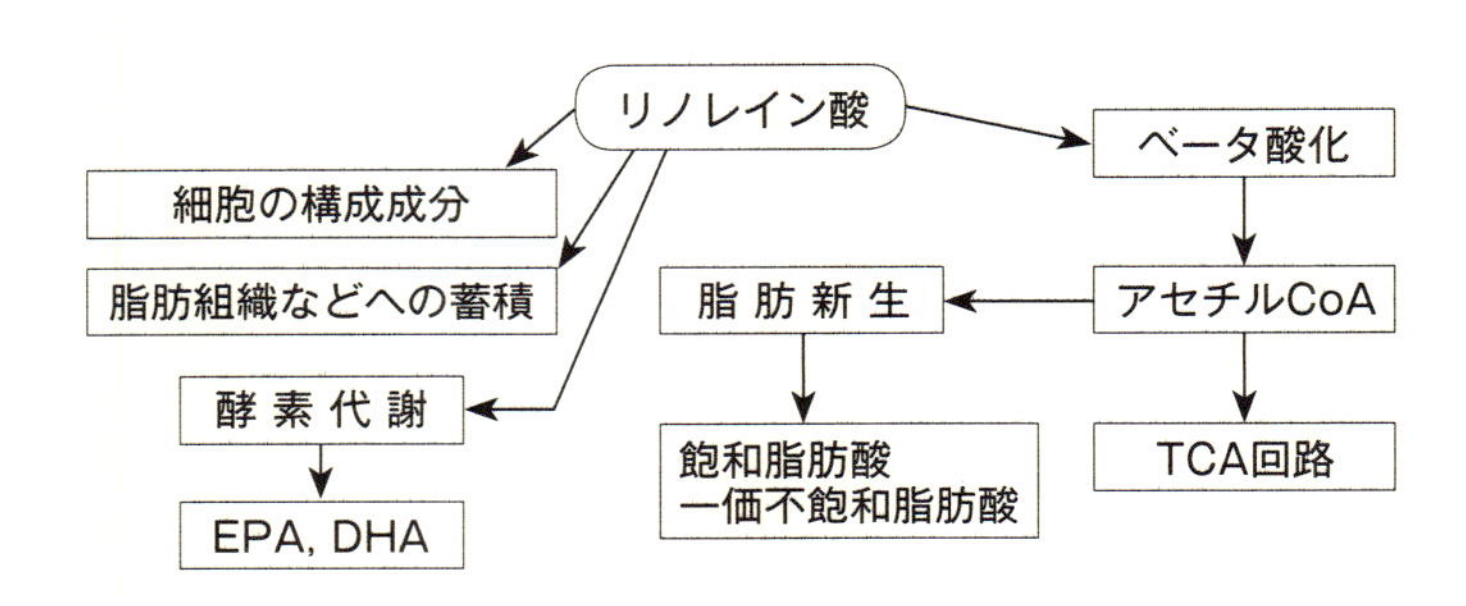

リノレイン酸は、筋肉でβ酸化されてエネルギーになるか、余剰分は細胞の構成成分（リン脂質）や脂肪組織などに蓄積される。EPA, DHAの変換は極めて限定されている。

三パーセントのDHAレベル）[17]。

オメガ3の大元のリノレイン酸は、体内でEPA（フィッシュ・オイル）やDHAに変換されますが、極めて少量に限定されています[18]。それはEPAやDHAは非常に危険な猛毒物質だからです。

7 なぜフィッシュオイルを控えた方がよいのか？

加工食品、フィッシュオイル、青魚などにより、食べ物そのものに含まれているもの以上のEPA／DHAを摂取すると、筋肉で燃やすだけでは追いつかず、余剰部分はミトコンドリア内膜などの構

［図9］フィッシュオイルの影響がなくなるのは

▶ 食事中の脂肪組成は、ダイレクトに脂肪組織や他の細胞の構造に反映される（構造に組み込まれる）

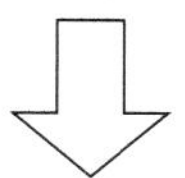

▶ フィッシュオイルをやめると、約18週でフィッシュオイルの悪影響（高血糖、ランドルサイクル）がなくなる

＊しかし、それ以外の悪影響（終末脂質過酸化産物（ALEs）、ミトコンドリア障害など）は残る。

成成分に容易に組み込まれます。

組み込まれたＥＰＡ／ＤＨＡは、ミトコンドリアの電子伝達系の機能を低下させ、糖のエネルギー代謝障害を起こします[19]。

ちなみに、オメガ6のリノール酸が過剰に赤血球に組み込まれると酸素を組織に届ける作用が低下することが報告されています[20]。この場合でも酸欠からミトコンドリアのエネルギー代謝障害が引き起こされます。

食べ物中の脂肪組成は、ダイレクトに脂肪組織や他の細胞の構造に反映されるのです（構造に組み込まれる）[21]。

フィッシュオイルの摂取（三週間、フィッシュオイル六g／日）をやめると、約十八週

[図10] オメガ3のサプリメントはすでに酸化している

◆ 市場に出ているオメガ3のサプリメントの大半はすでに酸化している

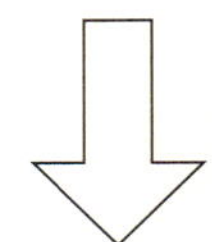

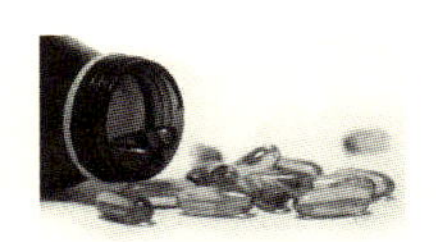

消費者はなぜ酸化に気づかないのか？

気づかれない工夫（カプセル化など）が行われている

でフィッシュオイルの悪影響の一つである高血糖がなくなると報告されています[22]。逆に言うと、フィッシュオイル摂取を止めても、糖のエネルギー代謝に戻るまで四カ月以上（十八週）はかかるということです。

しかし、これは糖の代謝に戻るというだけで、以下に詳述していく他の悪影響（終末脂質過酸化産物〈ALEs〉、ミトコンドリア障害など）は依然残ったままです。

8 オメガ3のサプリメントはすでに酸化している

市場に出ているオメガ3のサプリメントの大半はすでに酸化しています。つまり、フィッシ

［図11］世界各国でのオメガ3サプリメントに含まれる過酸化脂質量

国	テストした試料数	一次過酸化脂質	二次過酸化脂質（アルデヒド）
ニュージーランド	36	83%	25%
ブラジル	16	43%	未測定
米国&カナダ	16	31%	未測定
ベルギー	16	31%	12%
米国&カナダ	134	17%	41%

（*Prostaglandins Other Lipid Mediat. 2017 Sep;132:84-91*）

世界で統一されたオメガ3の過酸化脂質許容量はまだ決められていない。これは食品産業によって測定された値なので、実際はより脂質過酸化は進行しているはずである。

ュオイルのカプセルにはすでに過酸化脂質（アルデヒド）が含まれているのです[23]。

アルデヒドは悪臭を放ちます。なぜ消費者はそれに気づかないのでしょうか？　アルデヒド臭はオメガ3をカプセルにすることで消費者に気づかれないようにすることができるのです。実際にフィッシュオイルのカプセルに穴を開けてみてください。すぐに悪臭が漂います。

市販されているオメガ3のサプリメントの過酸化脂質量を測定したデータが公開されています［図11］。しかし、これは第三者機関が測定したものではなく、サプリメントを製造している食品会社による測定値です。ですから、実際はサプリメント内でより脂質過酸化は進んでいるはずです。

プーファ（オメガ3&6）から形成されるアルデヒドは、後述するように生命場をシックネス・フィールド（病気の場）にする主役ですが、現在、世界でオメガ3サプリメントの過酸化脂質の一致した許容量は決定していません。

9 オメガ3のサプリメントが酸化している理由

それではなぜオメガ3のサプリメントがすでに酸化しているのでしょうか？　以下の四つの主要な理由があります。

①フィッシュオイル産業は質の悪い魚（肥料や養殖魚のエサになるmenhadenやカタクチイワシ）を使用している。

②魚からオイルを分離する工程では～一〇〇℃で数時間加工し、それからプレスして遠心分離する。この過程で、フィッシュオイルは数時間、高温で大気にさらされている[24]。

[図12] オメガ3のサプリメントが酸化している理由

1. フィッシュオイル産業は質の悪い魚（肥料や養殖魚のエサになるmenhadenやカタクチイワシ）を使用
2. 魚からオイルを分離する工程では~100℃で数時間加工し、それからプレスして遠心分離する。この過程で、フィッシュオイルは数時間、高温で大気にさらされている。
3. 精製過程では蒸気を当てて、異臭を除去する（完全に除去できない）この過程でアルデヒド（グリセロールと結合：core aldehyde）が形成される。
4. 保管の間に脂質過酸化が進行（本来は冷凍・冷蔵庫保存）

ビタミンEなどの抗酸化物質を添加しても脂質過酸化のスピードが遅くなる可能性があるかも知れないが、基本的に脂質過酸化を止めることはできない（脂質過酸化反応で発生するフリーラジカルズによって抗酸化物質が消費されるため）。

③精製過程では蒸気を当てて、異臭を除去する（完全に除去できない）。この過程でアルデヒド（グリセロール と結合：core aldehyde）が形成される[25]。

④保管の間に脂質過酸化が進行している（本来は冷凍・冷蔵庫保存必要）。ビタミンEなどの抗酸化物質を添加しても脂質過酸化のスピードが遅くなる可能性があるかもしれないが、基本的に脂質過酸化を止めることはできない（脂質過酸化反応で発生するフリーラジカルズによって抗酸化物質が消費されるため）[26]。

以上からオメガ3のサプリメントはすでに酸化していることは明白です。ちなみにフィッシュオイルには、最も酸化しやすい長鎖のオメガ3（EPA、DHA）以外にオメガ6も含まれています。そして市販されているオメガ3のオイルには、鉄などのメタルと瞬時に反応してアルデヒドを発生する遊離脂肪酸（FFA）が〇・〇五～〇・七パーセント含まれています[27]。すでにEPAやDHAが単独で遊離して存在しているということです。他は遊離せずに中性脂肪の形で存在しています。

遊離脂肪酸は鉄などのメタルとすぐに反応して脂質過酸化反応を開始するために、酸化物質（pro-oxidant）と呼ばれています。

実際にオイル中に遊離脂肪酸が〇・一パーセントあるだけでもアルデヒド（HHE）の発生を加速します[28]。したがって市販のオメガ3オイルは、アルデヒドを発生させるのに十分な量の遊離脂肪酸を含んでいるのです。

特にオメガ3のオイルの乳化タイプ（植物油脂を混ぜて水溶性にしている）のものは、表面積が拡がるために脂質過酸化反応が起きやすいことはたびたび指摘されています[29]。

10 オメガ3の過酸化脂質（4-HHE）と食べ物

私たちが注意すべきことは、フィッシュオイル以外にも、オメガ3の過酸化脂質（4-HHE）が含まれている食品としては粉ミルク（人工乳）があることです。粉ミルク（人工乳）、母乳のいずれでも、オメガ3の過酸化脂質（4-HHE）の方がオメガ6（4-HNE）より多いことが分かっています。さらに、4-HHE／プーファ値（プーファ全体に占める4-HHE量）は、粉ミルク（人工乳）の方が母乳より高いことが報告されています[30]。もちろん、母親のプーファ摂取過剰によって母乳は粉ミルクに近づきます。

卵には少量（〇・〇三mg）のDHAが含まれていますが、DHAのサプリメントを摂取したニワトリの卵では、アルデヒドの4-HHEが上昇します[31]。

冷水魚（cold-water fish：海水温0℃）は、温水魚（warm-water fish：海水温二〇℃）より、EPA／DHA含有量は十四倍多いことが報告されています[32]。いわゆる冷水魚の青魚はよりアルデヒドが発生しやすいのです。

[図13] オメガ3の過酸化脂質（4-HHE）と食べ物

◆ 粉ミルク（人工乳）、母乳では

・4-HHE/ プーファ値は4-HNE/ プーファ値より高い

⇒・オメガ3の過酸化脂質の方がオメガ6より多い

・4-HHE/ プーファ値は

・粉ミルク（人工乳）の方が母乳より高い

◆ DHA のサプリメントを摂取したニワトリの卵

・4-HHE が上昇

（ビタミンEが卵を保存している間に消費されるので、ビタミンEを添加しないと危険）

◆ 冷水魚（cold-water fish）0℃は、温水魚（warm-water fish）20℃より、EPA/DHA 含有量は 14 倍多い

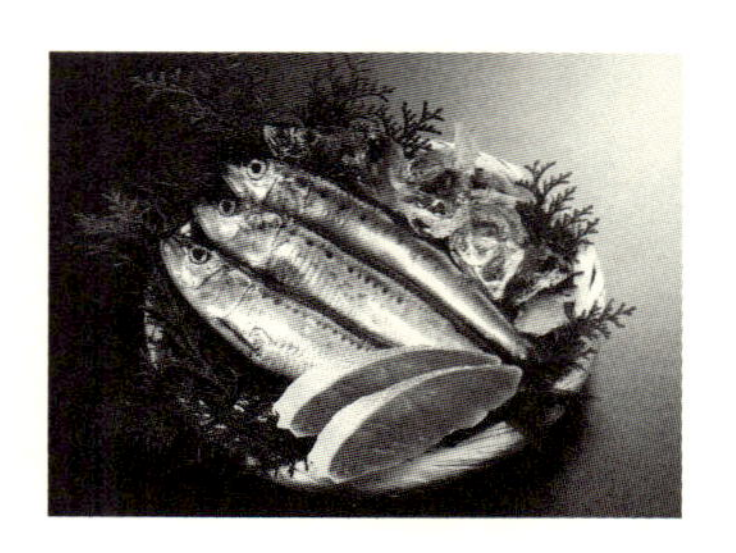

11 少量のオメガ3でも甚大な弊害をもたらす!

妊娠ラットに高脂肪食(高オレイン酸、低オメガ3食)を与えた実験があります。驚くべきことに、妊娠ラットの食餌内容のプーファ(多価不飽和脂肪酸)を二・〇gから三・八gに増加させただけで、オメガ3から自動酸化で形成されるMDA、4-HHEなどのアルデヒドが胎児に増加し、脳の空間記憶に重要な海馬の神経細胞が死滅しました[33]。

これは驚くべき結果です。この実験で使用された高脂肪食(高オレイン酸、低オメガ3食)の成分をつぶさに調べると、リノレイン酸が全体の〇・二パーセントしか含まれていません。この量でも脳の神経細胞を死滅させるには十分であるということです(いわゆる高プーファ食の現代食はもっと甚大な被害が出る)。

一般の高脂肪食には大豆油とラード(飽和脂肪酸よりも不飽和脂肪酸が多い)の二種類のプーファを使用しています。これらの高プーファ食を摂取し続けた母親から生まれた子の海馬神経細胞はやはり死滅しています[34]。

また、オメガ3は脳でのトリプトファンの取りこみを促進し、脳内セロトニンを増

［図14］ MDA(過酸化脂質)が子供の脳に及ぼす影響

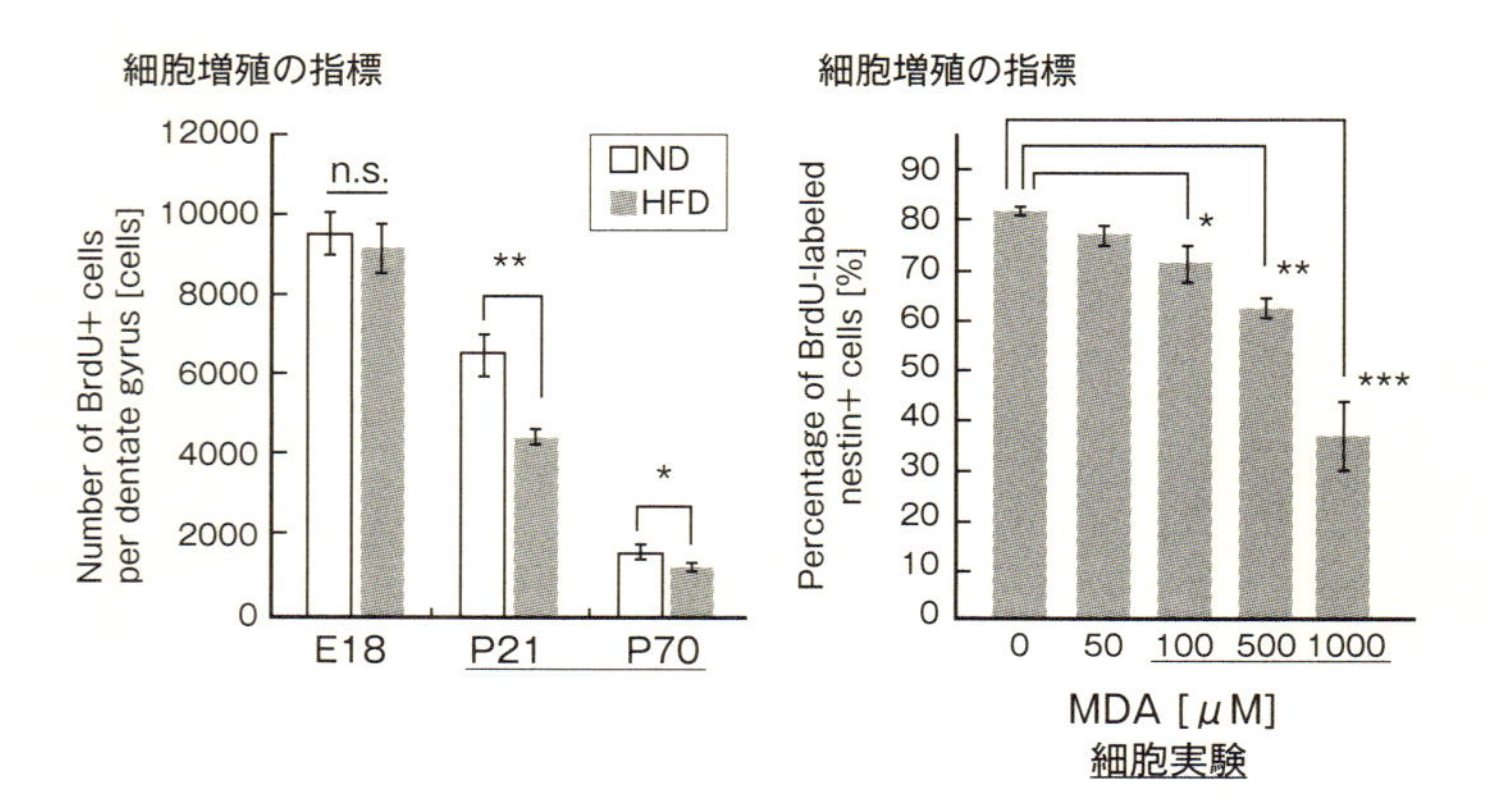

▶ 出生後 21,70 日（P21, 70）では高脂肪食の母親から生まれた子供マウスの方が海馬の神経細胞死滅（増殖率の低下）している。
▶ 海馬の神経細胞を取り出した細胞実験では、MDA の濃度が高いほど細胞は死滅する

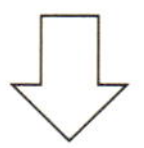

母親の少量のオメガ３（プーファ）の摂取量
でも子供の脳に甚大な影響が出る！

加させる作用があります[35]。脳内セロトニン濃度が高くなると、うつ病、自閉症、不安、学習性無力症（絶望、learned helpless）、せん妄・錯乱、権威主義性などを引き起こします[36]。

12 オメガ3が正常組織に結合して慢性病を引き起こす

オメガ3の代表であるＤＨＡを摂取すると、使用されない（筋肉で燃焼させることができない）ものは正常組織と結合します。後述するように、オメガ3から産生される過酸化脂質（アルデヒド）は速やかにタンパク質、ＤＮＡやリン脂質に結合して機能・構造を破壊します。

ＤＨＡから形成されるアルデヒドではなく、ＤＨＡなどのオメガ3自体（酸化される前）も、正常組織に組み入れられたり、結合したりして甚大な影響を及ぼすのです。

特に研究が進められているのは、ミトコンドリアの内膜とコレステロールです。ミトコンドリアの内膜を構成するカルジオリピンというリン脂質は、電子伝達系Ⅰ、Ⅲ、Ⅳ、

[図15] テトラリノリール・カルジオリピン
(tetralinoleoyl cardiolipin)

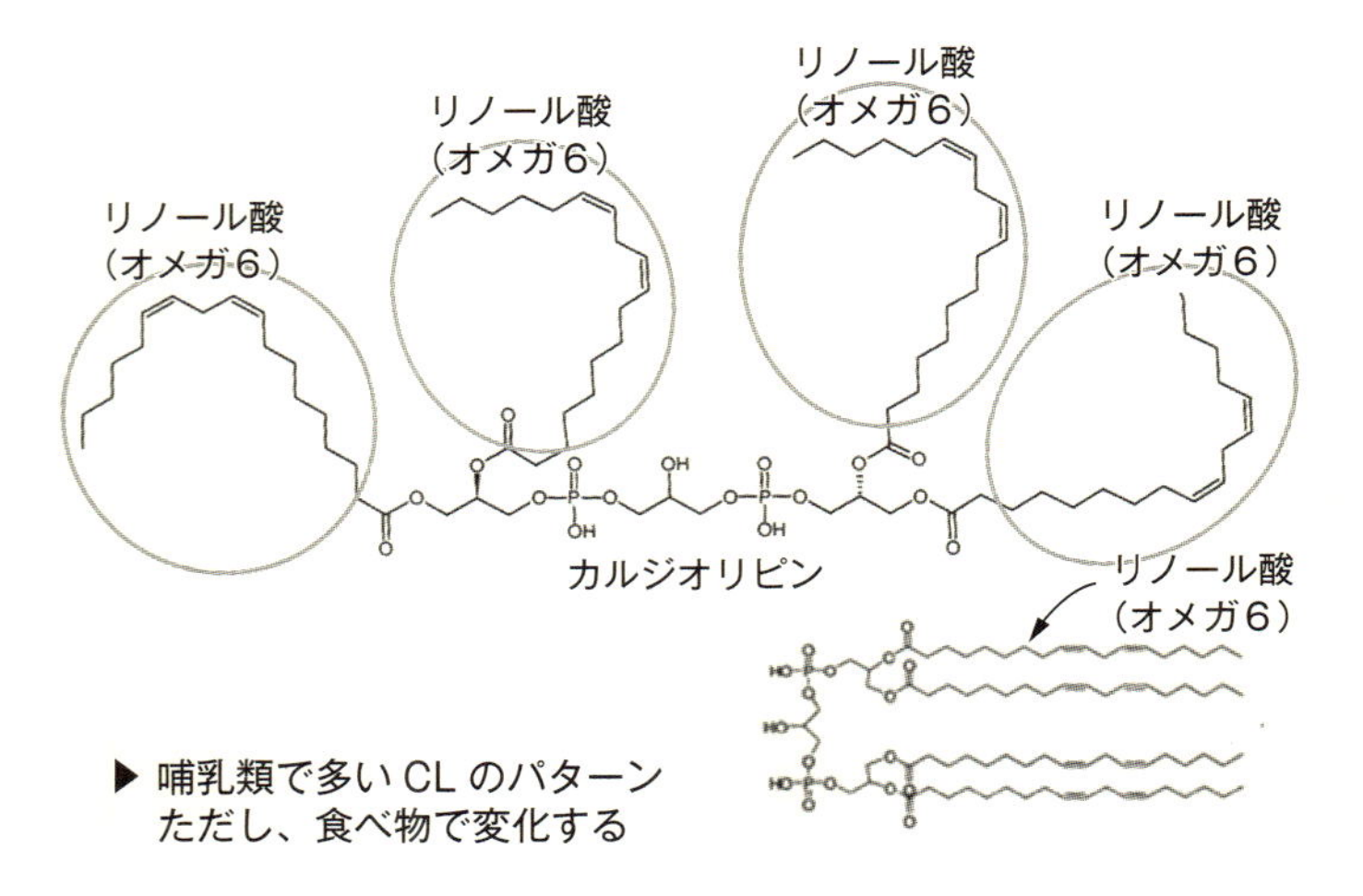

▶ 哺乳類で多いCLのパターン
ただし、食べ物で変化する

カルジオリピンは哺乳類では、通常はオメガ6のリノール酸が多く結合。リノール酸が4つ結合したものをテトラリノリール・カルジオリピン（tetralinoleoyl cardiolipin）という。

[図16] テトラドコサヘキシノイル・カルジオリピン
(Tetra Docosahexaenoyl- cardiolipin)

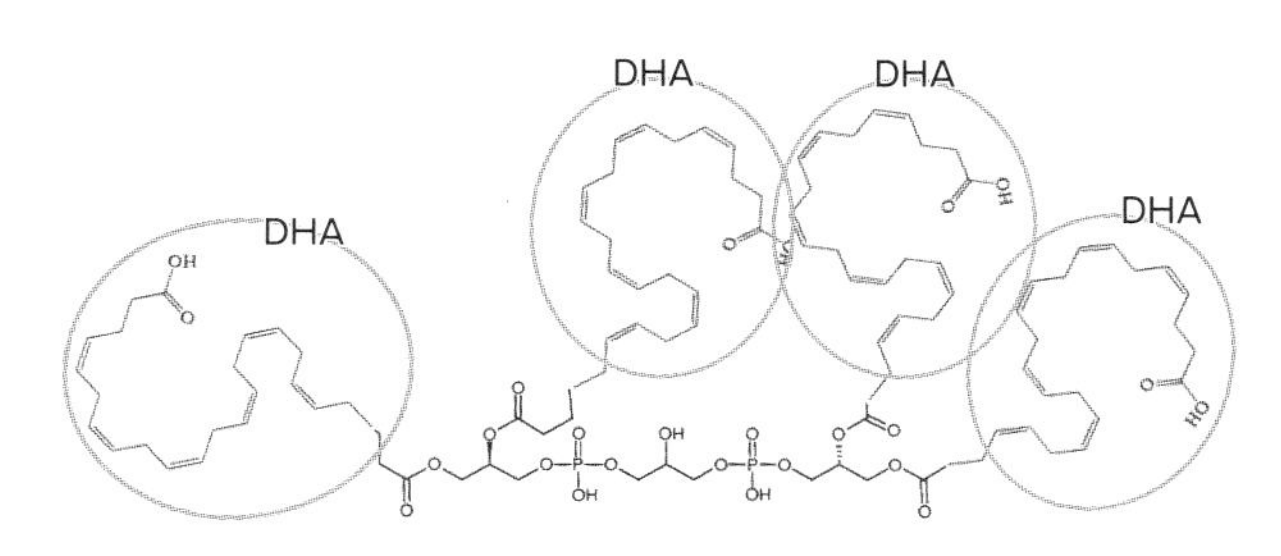

フィッシュオイルの投与や病的な状態ではミトコンドリア
のカルジオリピン(アシル鎖)はDHAに置き換わる。

VおよびサイトクロームC(mobile electron carrier)と結合してダイレクトにエネルギー産生に関わります[37]。カルジオリピンは哺乳類では、通常オメガ6のリノール酸が多く結合しています。リノール酸が四つ結合したものをテトラリノリール・カルジオリピン(tetralinoleoyl cardiolipin)といいます[38]。

しかし、フィッシュオイルの摂取などで余剰分が使用されないか、あるいはリポリシス(脂肪分解)によってDHAが血液中に放出される病的状態では、このDHAはカルジオリピンのリノール酸に置き換わります[39]。

ミトコンドリアのカルジオリピンがDHAになると電子伝達系複合体Ⅰ、Ⅳ、VとⅠ+Ⅲの機能低下が起こります。実際に糖尿病の

［図17］ ミトコンドリアのカルジオリピンがDHAになると
（Tetra Docosahexaenoyl- cardiolipin）

▶ 電子伝達系複合体 I, IV, V, and I+III の機能低下

▶ 糖尿病の人では心臓のミトコンドリアＣＬに含まれる
DHA 量が有意（偶然でなく必然的）に多い
（ラットの糖尿病、肥満モデルでも同じ）

＊糖尿病、肥満、心臓血管疾患ではミトコンドリアの CL
の変性が起こる

人では心臓のミトコンドリアのカルジオリピンに含まれるＤＨＡ量が有意に多いことが分かっています。さらにラットの糖尿病、肥満モデルでも同じ現象が認められています[40]。

13 非アルコール性脂肪肝疾患

欧米でも最近、アルコールによらない肝臓のダメージが成人の四〇パーセント近くに見られます。米国とほぼ同じ現代食を摂取している日本人も、肝臓がかなりへばっているかもしれません。肝臓のダメージは生命体にとっては致命的になります。肝臓の解毒機能、糖、タンパク質やコレステロールなどの産生がすべて低下していきます。

さて、アルコールによらない肝臓障害とは、具体的にどういうことでしょうか？　それは、脂肪の蓄積によるダメージです。これを「非アルコール性脂肪肝障害（NAFLD：Nonalcoholic fatty liver disease）」といいます。

これは、高脂肪食（高プーファ食）を日常的に摂取している現代人特有の典型的な現代病です。現在では、肝硬変・肝臓がんの最大の原因になっています。

この非アルコール性脂肪肝障害においてもミトコンドリアのカルジオリピン脂質過酸化が原因になっていることが報告されています[41]。

そしてコレステロールです。コレステロールにオメガ3に代表されるプーファが結合することを、エステル化といいます。エステル化すると、コレステロールの正常の機能（細胞構造の安定化、ステロイドホルモン・ビタミンD・胆汁酸の合成など）を破壊します[42]。オメガ3は、コレステロールに結合（エステル化）する酵素（ACAT：acylcoenzyme A:cholesterol acyltransferase）を活性化するのです。

若くて健康な人の脳では、たくさんのコレステロールを含んでいますが、ほぼすべてはフリーのコレステロールです。つまり、オメガ3のようなプーファが結合していません[43]。しかし、加齢で変性した脳には、たくさんのプーファが結合したコレステロールが蓄積しています。実際にプーファがコレステロールに結合（エステル化）する酵素（ＡＣＡＴ）をブロックすると、変性コレステロールが減り、脳組織の変性（アミロイド異常タンパク質の沈着）を防げることが分かっています[44]。

動脈硬化巣には、プーファで変性したコレステロールを貪食した白血球（マクロファージ）の死骸が埋め尽くされています。この変性コレステロールは、魚油（ＥＰＡ）、ＤＨＡ、アラキドン酸、オレイン酸と結合したコレステロールです[45]。

もし、プーファ・フリーであれば、肝臓では主に飽和脂肪酸（パルミチン酸）とコレステロールを結合させるか、あるいはフリーのコレステロールをステロイド合成が必要な末梢組織に送ります。これは酸化しないため、動脈硬化などの問題を引き起こすことはありません。

フィッシュオイル（ＥＰＡ）は、このような細胞成分に結合して機能・構造を破壊するＤＨＡをリン脂質構造から遊離する作用も持っています[46]。これは、フィッシュオイル自体が、「フォスフォライペースＡ２」というリン脂質から遊離脂肪酸を放出するストレス酵素を誘導するからです[47]。

14 オメガ3は筋肉を溶かす！

プーファ（多価不飽和脂肪酸）はリポリシス（脂肪分解）やタンパク質を分解することを拙著『プーファフリーであなたはよみがえる』『病はリポリシスから』などでもお伝えしてきました。

これは、プーファが血糖値を上げるために、体内の脂肪や筋肉を分解するストレスホルモン（アドレナリン、コルチゾール）を放出するからでした。これは、プーファから産生されるプロスタグランジンなどのエイコサノイドといわれる生理活性物質や、自動酸化で形成されるアルデヒド類が直接ストレスになるからです。

さらに、プーファの中でも最も酸化されやすい（不飽和度が高い）オメガ3のフィッシュオイル（ＥＰＡ）やＤＨＡは、細胞のタンパク質合成（アミノ酸を吸収してタンパク質を合成する同化作用）を強くブロックすることが分かっています[48]。

これは、オメガ3がエイコサノイドやアルデヒド類に転換されることで起こるのではなく、オメガ3（およびより弱いがオメガ6も）そのもののダイレクトの作用であるという点が注目に値します。一方の飽和脂肪酸では、タンパク質合成は二〇～二五パーセントトアップさせています。

実際にフィッシュオイルを若年男性に投与した実験があります。この実験では、筋トレや食事後のタンパク質合成シグナルをフィッシュオイルが抑えてしまいました[49]。つまり、せっかく筋肉をつけようとして、タンパク質を含む食事をしっかり摂取し筋トレを行ったとしても、フィッシュオイルを摂取すればその効果が打ち消されるということです。

筋肉をつけることは基礎代謝を上げるためにも必要なことです。さらには、プーファを筋肉で燃焼させることでプーファの脂肪組織などへの蓄積を防ぐことができます。その意味で筋トレは大事です。ただし、筋肉細胞自体がその犠牲になって痛む（死滅していく）ので、プーファ・フリーに越したことはありません。

筋肉をつけるために一生懸命筋トレをしても、フィッシュオイル（ＥＰＡ）やＤＨＡのようなより酸化しやすいプーファを摂取していては、筋肉合成がブロックされます。筋肉を維持するためにも、フィッシュオイルは禁物です。

15 オメガ3の筋肉の崩壊作用は遺伝する！

フィッシュオイル（ＥＰＡ）やＤＨＡは胎盤を通過できます[50]。フィッシュオイルやＤＨＡを妊婦が摂取すると、胎児にこれらの酸化しやすいオメガ3が蓄積していきます[51]。

筋肉量を決定するのに、胎児の時期は非常に重要です。なぜなら、出生後は筋繊維量はほとんど変わらないからです[52]。筋トレで筋肉量がアップするのは、この筋線維が太くなるだけで、筋線維量が増えるわけではありません。

筋線維細胞の実験では、毒性を示さないレベルのフィッシュオイル（ＥＰＡ）やＤＨＡの投与によって、筋肉細胞の発達がブロックされ、かつ筋肉細胞内に脂肪が蓄積するシックネス・パターン（病気のパターン）を示すことが明らかにされています[53]。いわゆる筋肉にサシ（脂肪）が入る状態になるのです。

すでに動物実験では、妊婦が過剰のフィッシュオイル（ＥＰＡ）やＤＨＡを摂取することによって、胎児の成長阻害および神経障害が出ることが分かっています[54]。過剰のフィッシュオイルやＤＨＡ摂取とは、食事のほかにサプリメントとして摂取する場合や、過剰の青魚（冷水魚）の摂取を意味します。したがって、妊婦のフィッシュオイルやＤＨＡのサプリメントの摂取は、胎児の筋肉崩壊を招くのです。

私は以前から、筋肉質の人とそうでない人がいることに気づいていました。同じトレーニングをしても、筋肉質の人はすぐに筋肉が大きくなります。これは、筋肉質の人は、生まれたときからそうでない人よりも筋線維自体の数が多いからです。その筋線維の数は、母親のフィッシュオイル（ＥＰＡ）やＤＨＡの摂取によって左右されます。私は、この効果が孫やひ孫まで継続する可能性があると見ています（エピジェネティック機構）。今後の研究がこのことを証明してくれるでしょう。

16 ストレスを増強させるオメガ3

私たちが外界からストレスを受けると、脳下垂体から放出される副腎皮質刺激ホルモン（ＡＣＴＨ）によって、副腎皮質からコルチゾールが分泌されます。コルチゾールは短期的にはストレス対応に働くのですが、慢性化すると糖のエネルギー代謝を止めてしまいます。

プーファ（多価不飽和脂肪酸）によって、コルチゾールやエストロゲンといったストレスホルモンの慢性分泌が起こることを拙著『ガンは安心させてあげなさい』などでお伝えしてきました。ここで大切なことは、プーファは、この脳下垂体から放出される副腎皮質刺激ホルモンがない場合でも、慢性的なコルチゾールの分泌を起こすことです[55]。

さらに、すでに私たちにストレスがかかっている状態では、プーファ、特にＤＨＡやフィッシュオイル（ＥＰＡ）などのオメガ３がストレスを増強させることが分かっています[56]。

ＤＨＡやフィッシュオイルなどの不飽和結合の多い（＝酸化されやすい）プーファほど、コルチゾールの発現を高めるのです。コルチゾールは強力なタンパク質分解作用を持っていますので、オメガ３はさらに筋肉を崩壊させていくのです。

オメガ３は筋肉の合成をブロックし、かつ筋肉の分解を促進する強力な異化物質（体を分解する物質）です。慢性ストレス下（＝慢性病、ガンなど）においては、とくにオメガ３の摂取はストレスを増強し、体を分解していくので生命のフローを遮断してしまいます。

第2章

消化とプーファの脂質過酸化反応

1 オメガ3と消化

フィッシュオイルのようなすでに酸化してアルデヒドを含んでいるものでは、そのアルデヒド（4-HHE）は、生体内および細胞実験レベルでも、ダイレクトに小腸から吸収されることが分かっています[57]。食事中のオメガ3から発生したアルデヒドは、小腸細胞自体にもダメージを与えるのです[58]。

それでは、まだ酸化されていないオメガ3であれば、体内でアルデヒドは発生しないのでしょうか？　そんなことはありません。オメガ3を含む食品を摂取すると消化の過程でアルデヒドが発生します。

まずはオメガ3源としてタラの肝油の実験から見ていきましょう[59]。この実験では、タラの肝油を人間およびブタの消化酵素（二種類）に混ぜて、三つのアルデヒド（MDA、HHE、HNE）の発生を時系列で追っています［図18］。

[図18] 胃および十二指腸中でのオメガ3(タラの肝油)の消化とアルデヒド発生

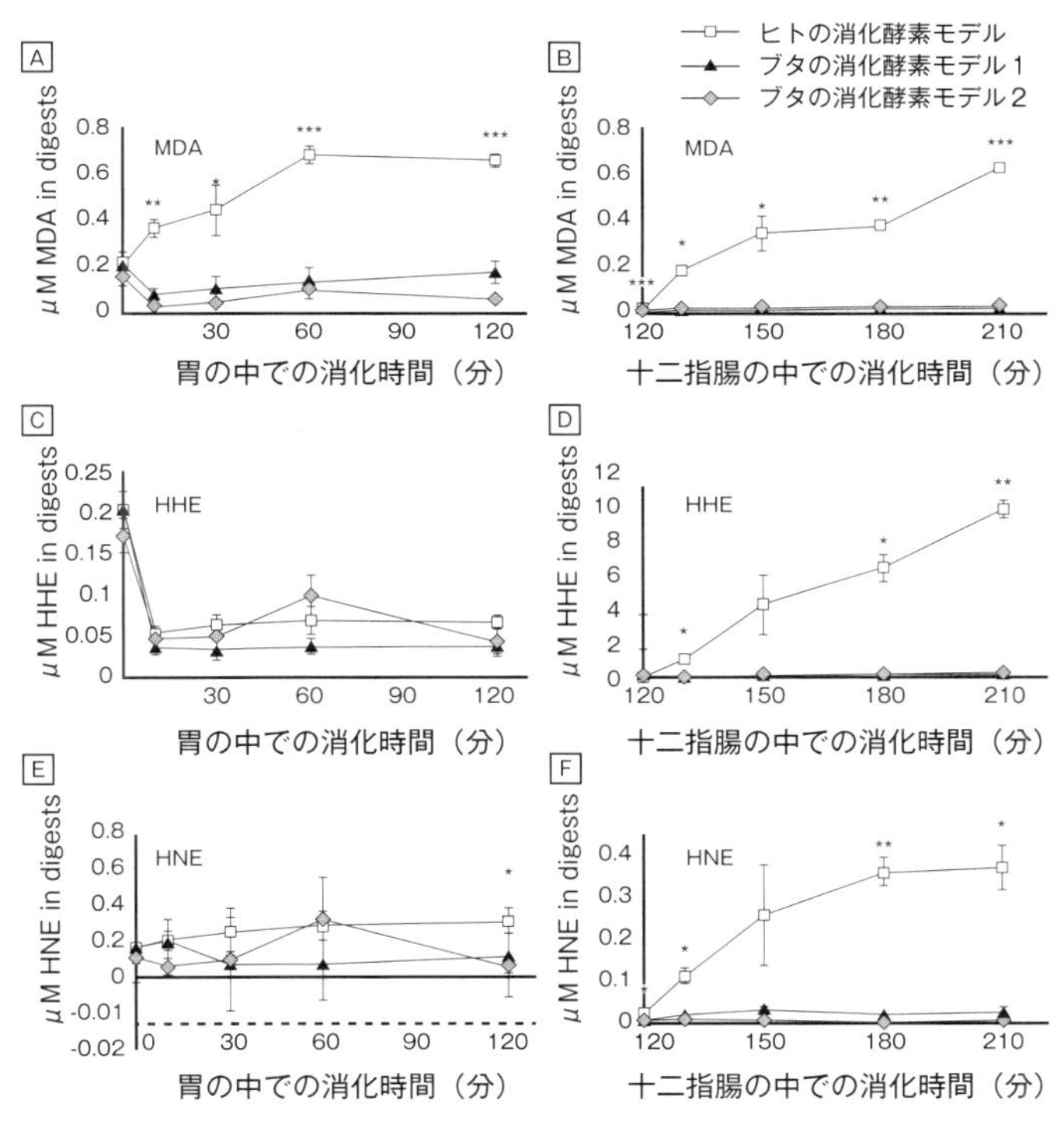

Food Funct. 2016 Mar;7(3):1401-12

ヒトの消化酵素モデルの実験で、胃および十二指腸の中でオメガ3の脂質過酸化反応が起こっている。時間の経過とともにアルデヒド(MDA, HHE, HNE)が増加。

ヒトの消化酵素モデルでは、胃および十二指腸胃の中で、時間の経過とともにアルデヒド（ＭＤＡ、ＨＨＥ、ＨＮＥ）が増加していることが分かります。オメガ３系のアルデヒド（ＨＨＥ、ＭＤＡ）はオメガ６系のアルデヒド（ＨＮＥ）よりも量が多いのは当然の結果です。それは、消化の過程でもオメガ３の脂質過酸化反応が起こっているからです。

オメガ３のオイルには、タラの肝油以外にも、オキアミ（krill）や藻（algae）から抽出したものがあります。これらのオイルの消化過程でも、オメガ３系のアルデヒド（ＨＨＥ、ＭＤＡ）およびオメガ６系のアルデヒド（ＨＮＥ）が、胃および十二指腸内で発生していることが報告されています[60]。ただし、タラの肝油やカタクチイワシの方がオキアミ油（krill oil）や藻油（algae oil）よりもアルデヒド発生量は多いという結果でした。

次に、ニシンやサーモンといった食卓で馴染みのあるオメガ３リッチの食材の、消化とアルデヒドの発生について見ていきましょう[61]。これは私たちの消化管で生理的に起こっているダイナミックな消化活動を模した実験です。

[図19] 胃および十二指腸中でのオメガ3オイルの消化とアルデヒド発生比較

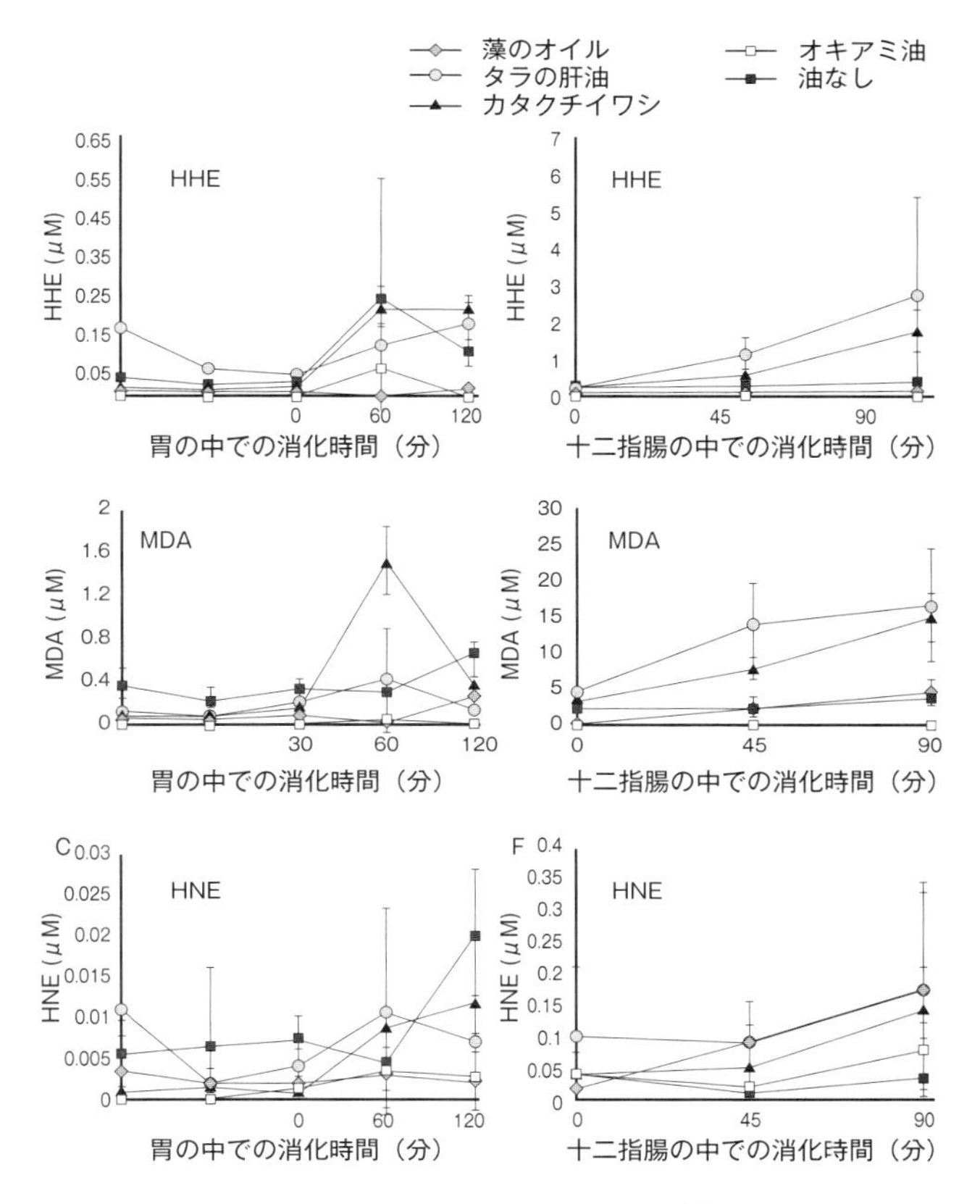

Food Chem. 2019 Jan 1;270:527-537

ヒトの消化酵素モデルの実験。タラの肝油、カタクチイワシ、オキアミ油、藻の油もすべて胃および十二指腸の中で脂質過酸化反応が起こっている。時間の経過とともにアルデヒド（MDA）が増加傾向にある。

［図20］胃の中でのオメガ３の消化とアルデヒド発生

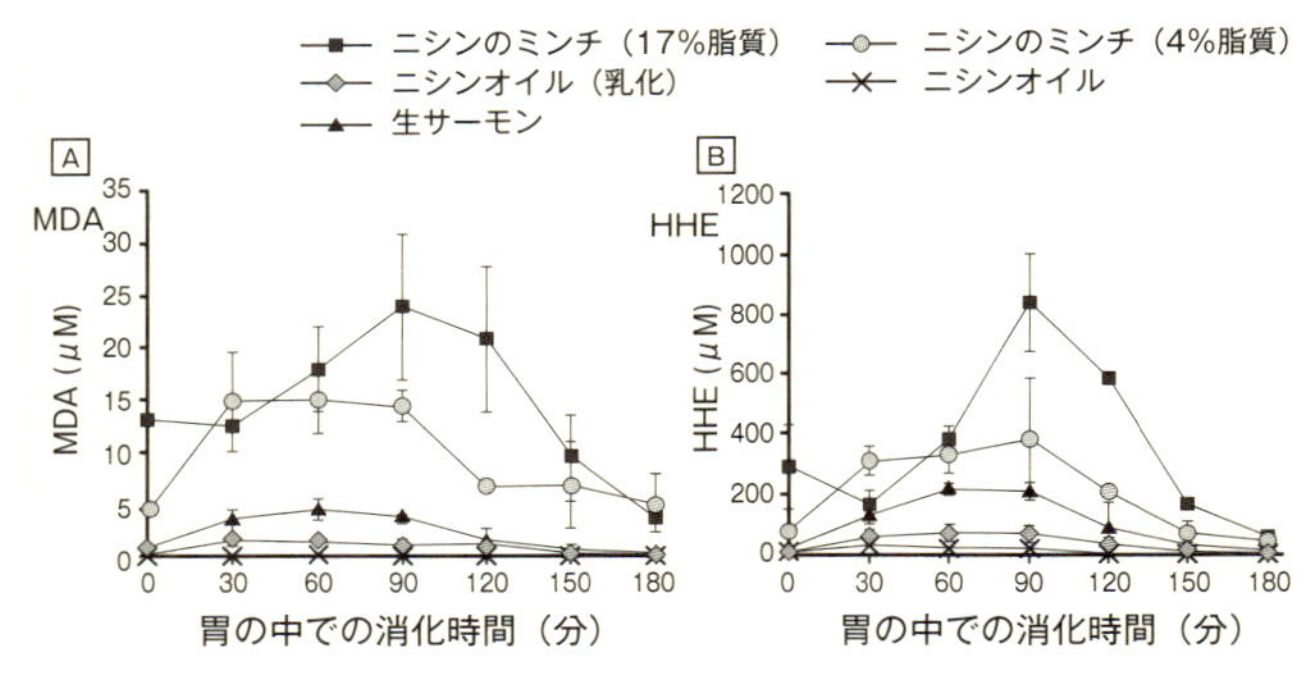

Food Funct. 2016 Feb;7(2):1176-87

すでに胃の中でオメガ３の脂質過酸化反応が起こっている。
時間の経過とともにアルデヒド（MDA, HHE）が低下しているのは、発生したアルデヒドはすぐにタンパク質や遺伝子に結合してしまうことで測定できなくなるため。

図20に示すように、すでに胃の中でオメガ３の脂質過酸化反応が起こります。時間の経過とともにアルデヒド（MDA、HHE）が低下しているのは、発生したアルデヒドはすぐにタンパク質や遺伝子に結合してしまうことで測定できなくなるためです。

胃の次の十二指腸の中でも［図21］同じく、オメガ３の脂質過酸化反応が進行しています。十二指腸ではオイルの方がミンチや生サーモンよりアルデヒドの発生量が少ない傾向にあります。その理由は、魚に含まれるような十分な

［図21］十二指腸の中でのオメガ3の消化とアルデヒド発生

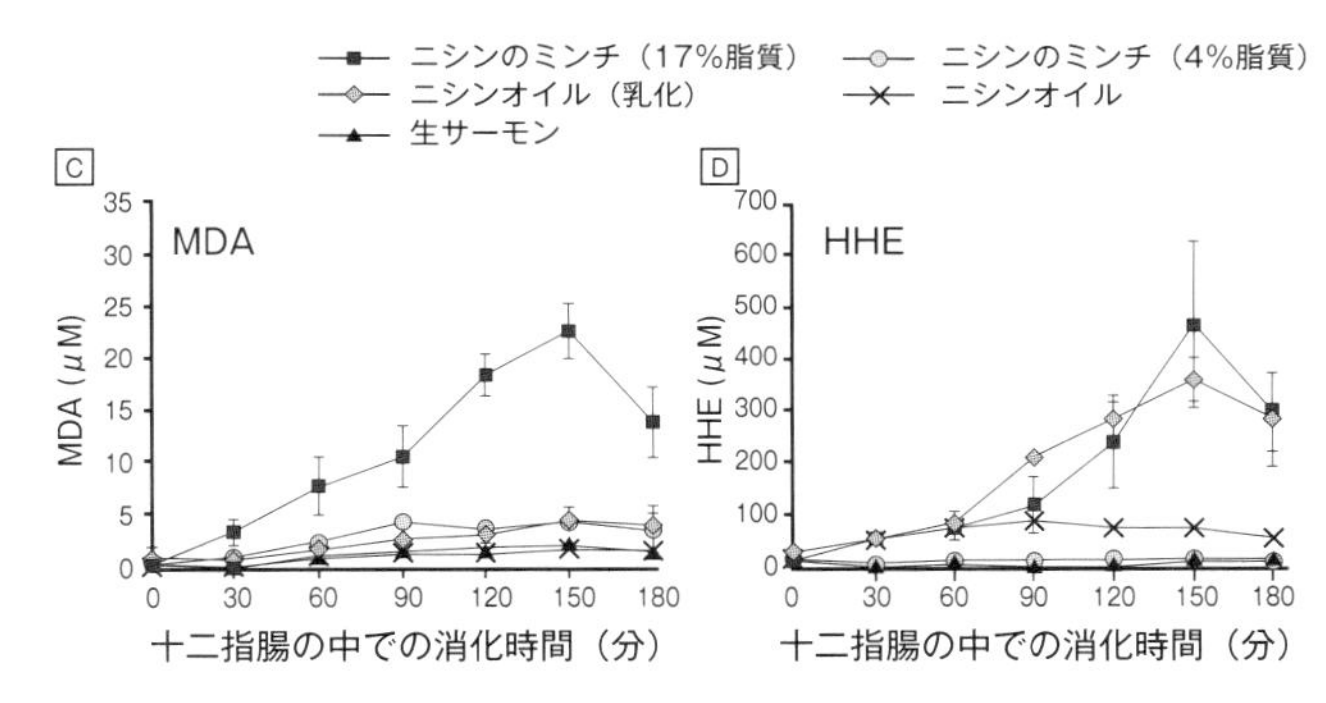

Food Funct. 2016 Feb;7(2):1176-87

十二指腸の中でも同じくオメガ3の脂質過酸化反応が進行している。胃および十二指腸でオイルの方がミンチや生サーモンよりアルデヒドの発生量が少ない傾向にあるのは、鉄やヘムタンパクをオイルに加えていないからである。魚の身にはヘムタンパクがあるため、脂質過酸化反応がより進行する。

鉄やヘムタンパクをオイルに加えていないからです。魚の身にはヘムタンパクがあるため、脂質過酸化反応がより進行します。したがってオイルを食事（鉄を含む）の後に摂取すれば、アルデヒドの発生は同じになります。

ちなみに、ニシンやイワシなどの遠洋のコールド・フィッシュ（cold fish：海温の低いところで生息する青魚類）は、オメガ3、ヘモグロビンやミオグロビンの量がサーモンより多いですが、このことが、アルデヒド発生の量の違

[図22] 胃の中でのオメガ3とビタミンCの反応

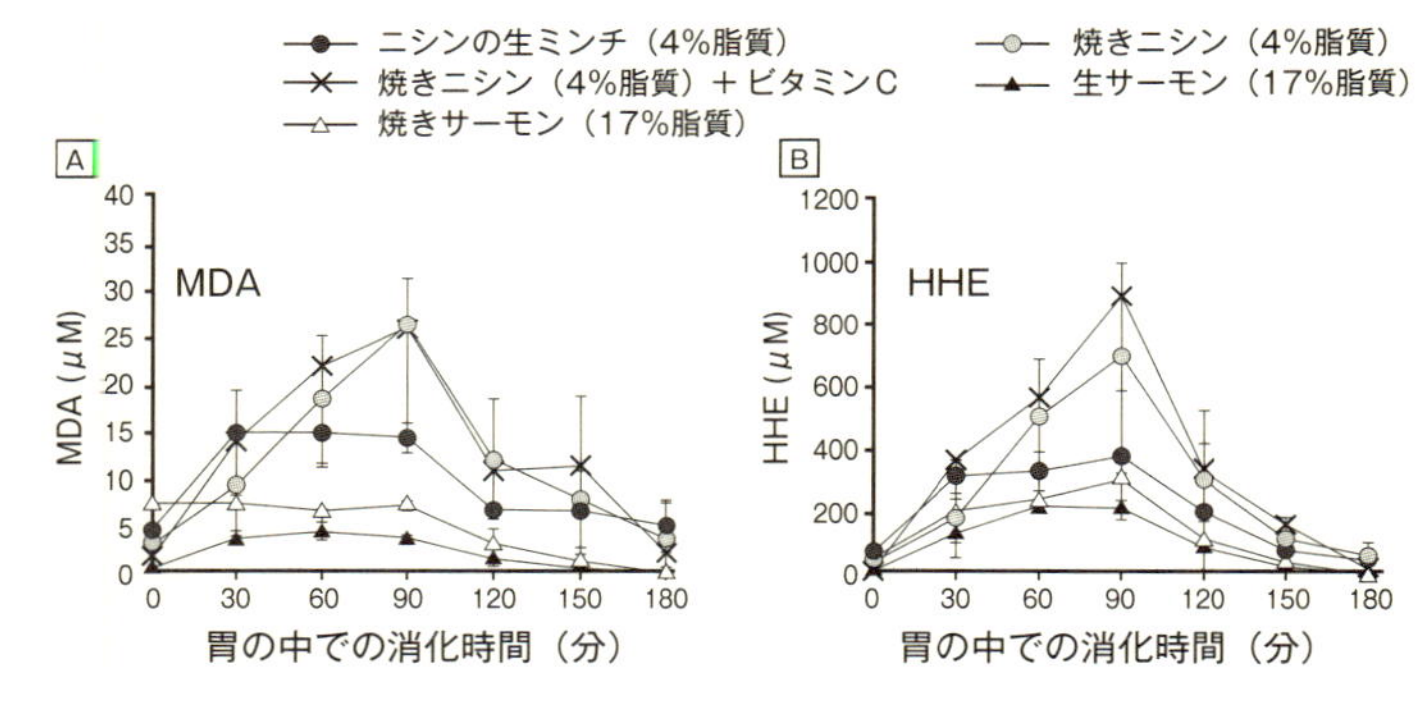

Food Funct. 2016 Feb;7(2):1176-87

胃の中でのオメガ3の消化。焼き魚は生魚より胃内でアルデヒドを多く発生。ビタミンCをここに添加すると、鉄とのフェントン反応によりハイドロキシラジカルという最も反応性の高いフリーラジカルが発生。それがオメガ3と脂質過酸化反応を開始し、大量のアルデヒドを発生させる。

いに反映されています[62]。サーモンは意外にもオメガ6が多い魚です。そしてオイルの乳化(emulsion)したものの方がアルデヒドは多く発生しています。これは、前述したように、乳化によって反応する表面積が増加するからです。

そして鉄です。鉄は、ビタミンCに代表される酸化促進物質（ビタミンCはビタミンEの存在下では逆の抗酸化作用を持つ）によって、最も反応性の高い活性酸素であるハイドロキシラジカルを発生

［図23］オメガ３の消化で発生したアルデヒドは全身へ

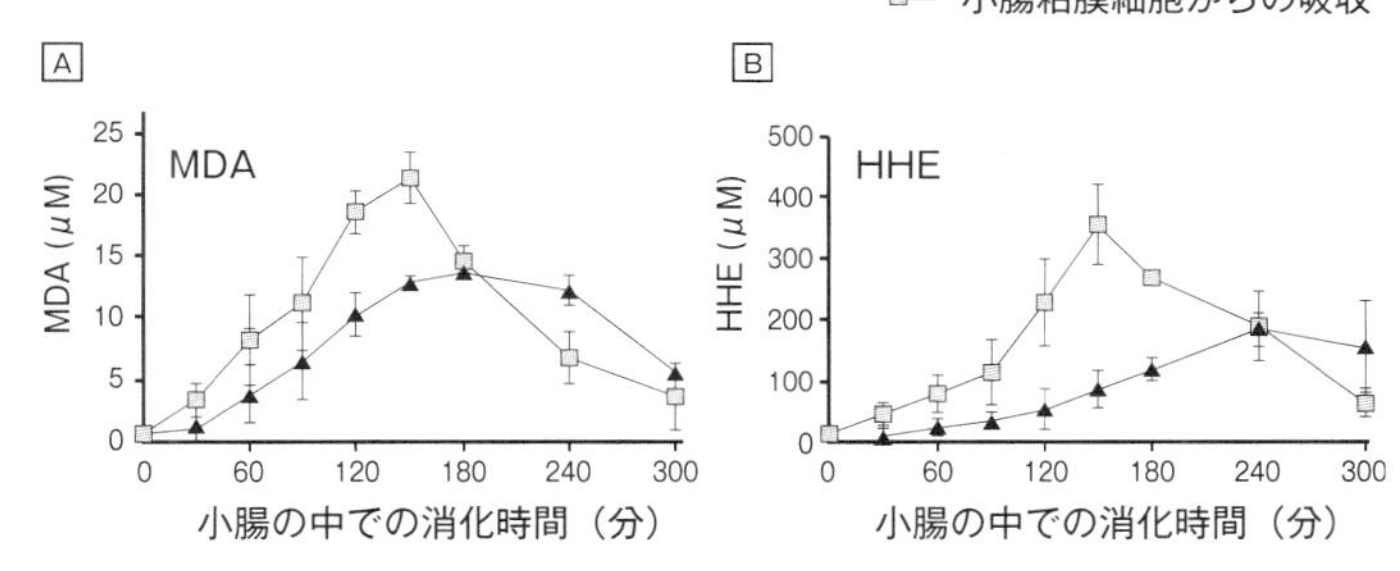

小腸粘膜面（腸管内）の局所だけでなく、小腸粘膜細胞からアルデヒドの吸収が時間の経過とともに増加している。これは小腸から吸収されたアルデヒドが血流に乗って全身に影響を与えることを意味する。

させ、そしてこのハイドロキシラジカルがオメガ3と脂質過酸化反応を開始し、大量のアルデヒドを発生させるのです。

実際にビタミンCのサプリメントを焼きニシンに添加すると、胃内での消化のときにアルデヒド発生が高まります。遊離脂肪酸はこの鉄をおびき寄せますので、胃や十二指腸でリポリシス（脂肪分解酵素ライペースで中性脂肪が分解）によって遊離脂肪酸がたくさんできるほど、アルデヒドの発生も多くなります。

そして、小腸内で発生したアルデヒドは小腸粘膜細胞に吸収されることも明確に示されています。これは、アルデヒドが局所の小腸粘膜細胞にダメージを与えるだけでなく、全身を循環してすべての臓器にダメージを与えることを意味しています。

一般に脂肪は吸収されて肝臓に向かい、そこでカイロミクロンやＶＬＤＬ（very low-density lipoprotein、超低密度リポタンパク質）などの、リポタンパク質というパッケージで全身を循環します。小腸から吸収されたアルデヒドは、これらのリポタンパク質に組み入れられて全身を循環するのです[63]。

実際にクローン病などの炎症性腸疾患、関節リウマチ、加齢性の骨格筋減少症、骨粗しょう症、骨髄異形成症候群やアルツハイマー病などの神経系疾患も含めたあらゆる慢性疾患で、ＭＤＡやＨＮＥの血液濃度は高くなっています[64]。

2 胃は脂質過酸化反応の格好の場所

よく巷では、赤肉（beef, pork, lamb and goat）は大腸ガンと関係しているという論文が散見されます[65]。その根拠は、赤肉のヘム鉄の次の二つの作用によります。

［図24］胃は脂質過酸化反応の恰好の場所

- ▶ 胃は消化管の中でも酸素が多く、酸性である
- ▶ 胃の消化液の中では低濃度ながら内因性のアスコルビン酸が認められる（酸性条件でビタミンCは安定）
- ▶ 酸性条件ではヘム鉄から鉄の遊離が起こる
- ▶ フェントン反応とそれに続く脂質過酸化反応が起きやすい！

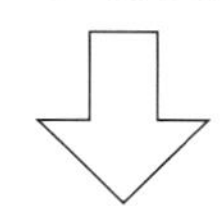

- ▶ 生体内（in vivo）でも高プーファ食を与えられた実験で、胃内で脂質過酸化反応が起こる

①赤肉は体内でN－ナイトロ（ニトロ）化合物（NOCs：N-nitroso compounds）を形成（NOCsはアルデヒドと同じく体内で求電性となり、DNAやタンパク質と結合）する[66]。

②脂質過酸化反応を触媒する（フェントン反応）ことでプーファから過酸化脂質（アルデヒド）を生成する[67]。

さて、ヘム鉄の存在が脂質過酸化を促すのであれば、消化管でも脂質過酸化反応が起こっているはずです。

胃は消化管の中でも酸素が多く、酸性です。胃の消化液の中では低濃度ながら内因性のアスコルビン酸が認められ、酸性条件下でビタ

ミンCは安定します[68]。また、酸性条件下ではヘム鉄から鉄の遊離が起こる[69]ことから、胃内では容易にフェントン反応とそれに続く脂質過酸化反応が起きやすいことが分かります[70]。実際に生体内（in vivo）でも高プーファ食を与えられた実験で、胃内で脂質過酸化反応が起こることは確かめられています[71]。

プーファは摂取時に酸化されていなくても、胃内で容易にフェントン反応から脂質過酸化反応を起こして、過酸化脂質（アルデヒド）を発生させるのです。

赤肉は白身の肉よりヘム鉄が多いから、脂質過酸化反応をより高率に引き起こすのでしょうか？

赤肉（牛肉、豚肉等）と白身の肉（チキン、サーモン等）の、消化における過酸化脂質（ＭＤＡ）の発生を調べた研究があります[72]。

この研究で使用している食材では、鉄の含有量が最大なのは牛肉。そして脂肪の割合が最大なのはサーモンです。

さらに脂肪組成を見ると、不飽和脂肪酸が多いのはサーモンおよび牛肉にフィッシュオイルを足した食事です（ビーフは不飽和脂肪酸が最も少ないので、フィッシュオイル

[図25] 赤肉（牛肉、豚肉）と白身の肉（チキン、サーモン）の鉄と脂肪含有量

sample	研究1				研究2			
	牛肉ミンチ	豚肉ミンチ	鶏ミンチ	サーモン	牛肉サーロイン	牛肉ミンチ	牛肉ミンチ	牛肉ミンチフッシュオイル
脂肪（表示%）	10.0	9.0	9.5	14.0	2.3	10.0	14.0	14.0[a]
脂肪（解析%）	8.9	6.4	8.5	11.4	2.3	12.2	13.6	16.2[a]
鉄（mg/kg）	20.0	9.7	7.2	3.2	24.3	21.7	15.7	21.7[a]
PV（mequiv/kg 脂肪）	<0.1	<0.1	<0.1	<0.1	<0.1	<0.1	<0.1	<1.5[a]
亜硝酸塩（mg/kg）	<0.16	<0.16	<0.16	<0.16				

[a]Calculated value.（計算値）

PV（peroxide value）：過酸化物価

J Agric Food Chem. 2016 Jan 20;64(2):487-96

この研究で使用している食材では、鉄の含有量が最大なのは牛肉。そして脂肪の割合が最大なのはサーモン。牛肉ミンチにフィッシュオイルを加えたものは、脂肪の割合はサーモンよりも多くなる。

[図26] 赤肉（牛肉、豚肉）と白身の肉（チキン、サーモン）の脂肪組成

	研究1				研究2			
	牛肉ミンチ 10%	豚肉ミンチ 9%	鶏ミンチ 9.5%	サーモン 14%	牛肉サーロイン 2.3%	牛肉ミンチ 10%	牛肉ミンチ 14%	牛肉ミンチフィッシュオイル 14%
脂肪酸 (%)								
C14:0	2.6	1.3	0.6	1.9	2.8	2.8	2.7	2.0[a]
C16:0	24.3	22.7	18.5	8.9	27.3	25.9	24.7	18.6[a]
$C16:1_{n\text{-}7}$	3.6	2.7	3.1	2.1	3.5	3.3	3.3	2.2[a]
C18:0	16.6	12.1	5.6	2.8	15.8	18.0	19.0	13.1[a]
$C18:1_{n\text{-}9}$	42.0	44.8	35.1	43.1	43.5	42.5	42.6	30.9[a]
$C18:2_{n\text{-}6}$	1.6	10.6	30.9	4.3	1.8	1.5	1.7	1.1[a]
$C18:3_{n\text{-}3}$	0.4	0.9	2.9	4.8	0.5	0.5	0.5	0.3[a]
$C18:4_{n\text{-}3}$	0.0	0.0	0.1	0.5	0.0	0.0	0.0	0.1[a]
$C20:1_{n\text{-}9}$	0.2	1.0	0.6	3.8	0.1	0.2	0.2	2.2[a]
$C20:4_{n\text{-}6}$	0.1	0.1	0.5	1.5	0.2	0.1	0.1	0.9[a]
$C20:5_{n\text{-}3}$	0.0	0.0	0.1	2.9	0.1	0.0	0.0	16.0[a]
$C22:5_{n\text{-}3}$	0.0	0.0	0.1	1.5	0.1	0.1	0.1	0.6[a]
$C22:6_{n\text{-}3}$	0.0	0.0	0.2	4.1	0.0	0.0	0.0	6.3[a]
DB[b]	50.60	72.80	113.90	26.60	54.00	51.40	51.90	162.63[a]

DB: 試料中の 1g の脂肪あたりの二重結合（不飽和結合）の相対数

J Agric Food Chem. 2016 Jan 20;64(2):487-96

脂肪組成では、不飽和脂肪酸（DB）が多いのはサーモン、および牛肉にフィッシュオイルを足した食事。ビーフは不飽和脂肪酸が最少なので、フィッシュオイルが原因。

が原因）。今回用いているフィッシュオイルはＥＰＡ五五・六パーセント、ＤＨＡ二一・七パーセントのオメガ３リッチの油です。

さて、これらの食材が胃⇒十二指腸へと消化が進むにつれて、本当にプーファが酸化していくのでしょうか？　以下のグラフ【図27、28】を見ていきましょう。

どの食材でも未消化⇒胃⇒十二指腸⇒小腸と消化が進むにつれ、ＭＤＡの量は増えることが分かります。そして、サーモンが飛びぬけて高いＭＤＡ量を発生させていることも分かります。

それでは、4-HHE（オメガ３）、4-HNE（オメガ６）についてはどうでしょうか？　サーモンはビーフより有意に高い4-HHE量を発生させています。

この実験の結果をまとめると、

▼同じ脂肪単位当たりのＭＤＡ量

・サーモン、チキン　∨　ビーフ（ビーフは鉄含有量が最多）

▼同じ脂肪単位当たりのＭＤＡ、4-HHE量

[図27] 赤肉（牛肉、豚肉）と白身の肉（チキン、サーモン）の消化過程におけるMDA量

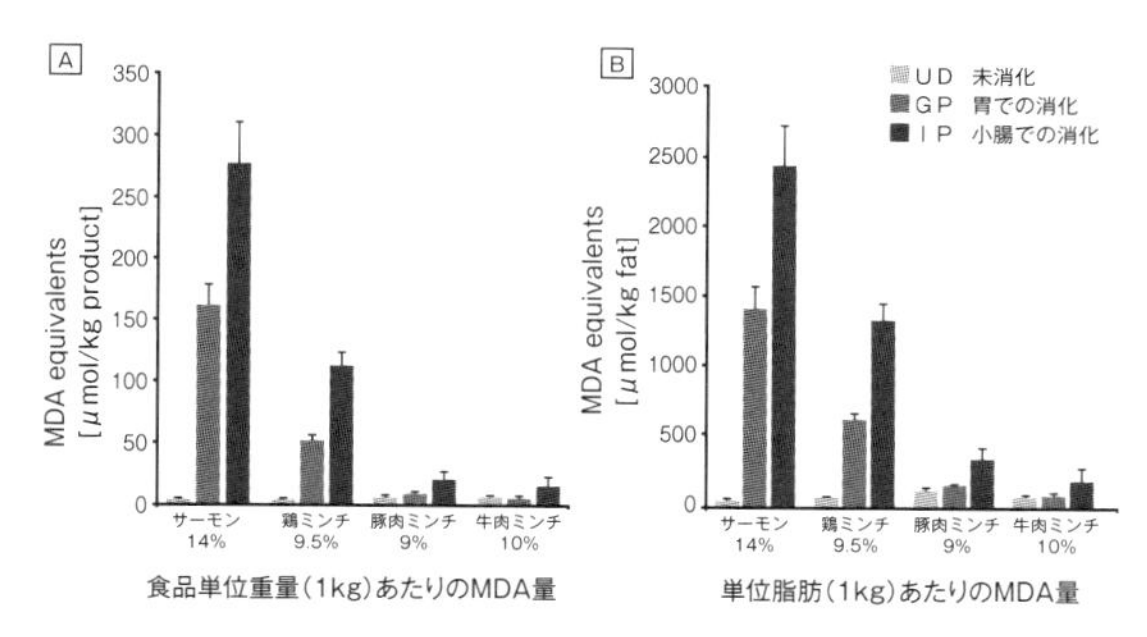

J Agric Food Chem. 2016 Jan 20;64(2):487-96

どの食材でも未消化⇒胃⇒十二指腸⇒小腸と消化が進むにつれ、MDAの量は増える。その中でもサーモンが飛びぬけて高いMDA量を発生させている。

[図28] 赤肉（牛肉）と白身の肉（サーモン）の消化過程におけるHHEおよびHNE量

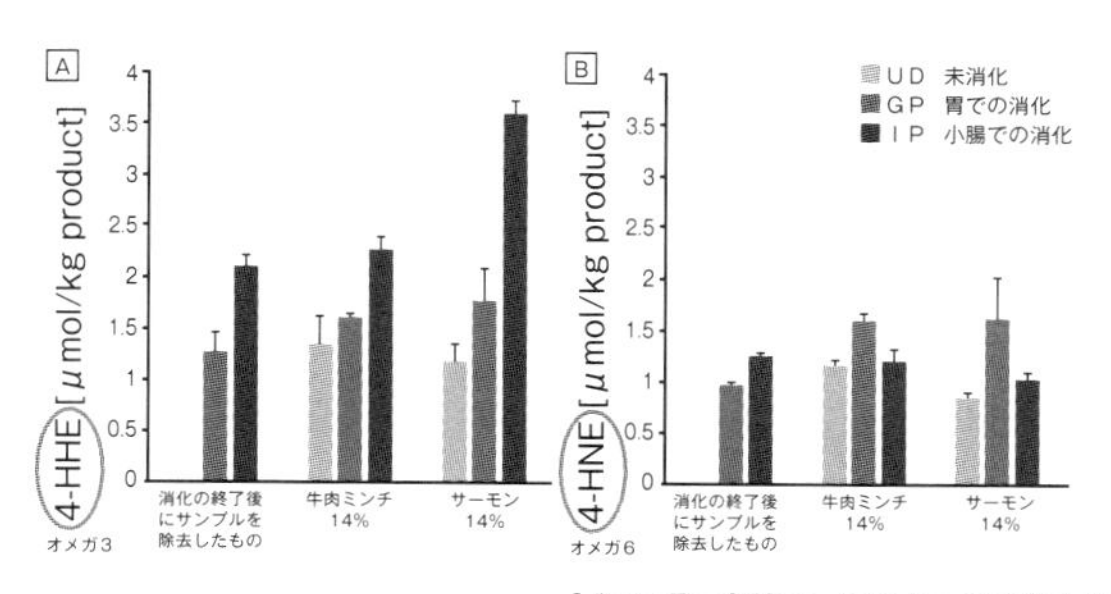

J Agric Food Chem. 2016 Jan 20;64(2):487-96

サーモンはビーフより有意に高い4-HHE量(オメガ3)を発生。
オメガ6系の4-HNEでは有意差なし。

[図29] 二重（不飽和）結合の多い食べ物：サーモン、フィッシュオイル

▶同じ脂肪単位当たりのMDA量
・サーモン、チキン　＞　ビーフ

▶同じ脂肪単位当たりのMDA, 4-HHE量
・サーモンが最大（サーモンは鉄含有量が最低）

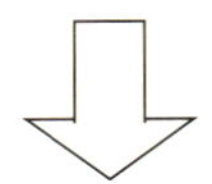

・脂質過酸化（消化管）は、ヘム鉄の含有量より
むしろプーファ含有量に依存している

[図30] ヘモグロビンでも脂質過酸化を促進する

▶ ヘモグロビンとマイオグロビンは、フッシュオイル、
植物油脂が消化される過程でMDA量を増加させる

▶ サーモンのヘモグロビンは、哺乳類よりも酸化力が強い
⇒ビーフと同じヘム鉄量でもサーモンの方が
脂質過酸化反応が高い！

・サーモンが最大（サーモンは鉄含有量が最低）

このことより、脂質過酸化（消化管）は、ヘム鉄の含有量よりむしろプーファ含有量に依存していることが分かります。

ちなみにヘモグロビン、マイオグロビン（ミオグロビン）の両方とも脂質過酸化反応を促進し、MDAを産生させます[73]。そして、サーモンのヘモグロビンは哺乳類よりも酸化力が強いため、ビーフと同じヘム鉄量でもサーモンの方が脂質過酸化反応が高いことが分かっています[74]。

3 小腸で脂質過酸化反応が進む理由

胆汁の乳化作用によって脂肪滴の表面が大きくなります。酸素と反応する表面積が拡大することや、胆汁酸はビタミンCと同じく酸化剤（pro-oxidant）として働く（フェントン反応を促進する）ため、胆汁が混じる小腸ではより脂質過酸化反応が進みます。実際に胆汁がないと脂質過酸化反応が低下します[75]。

[図31] 小腸で脂質過酸化反応が進む理由

▶胆汁によって脂肪滴の表面が大きくなる（乳化）
⇒酸素と反応する表面積の拡大
▶胆汁酸は、酸化剤（pro-oxidant）として働く

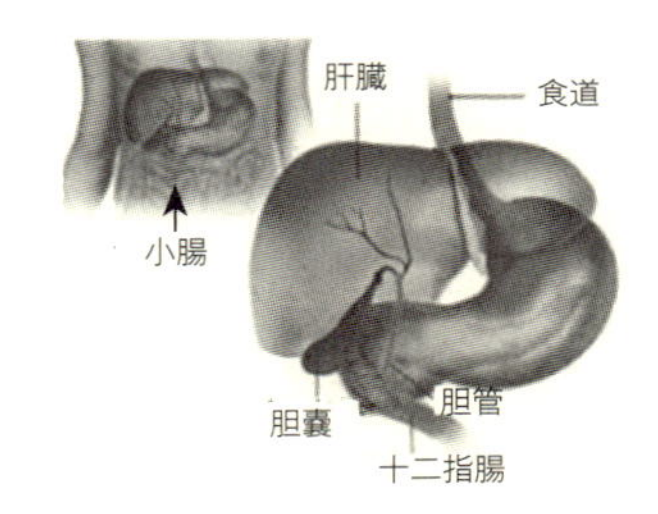

▶胆汁がないと脂質過酸化反応が低下

[図32] フィッシュオイルのアルデヒド発生効果

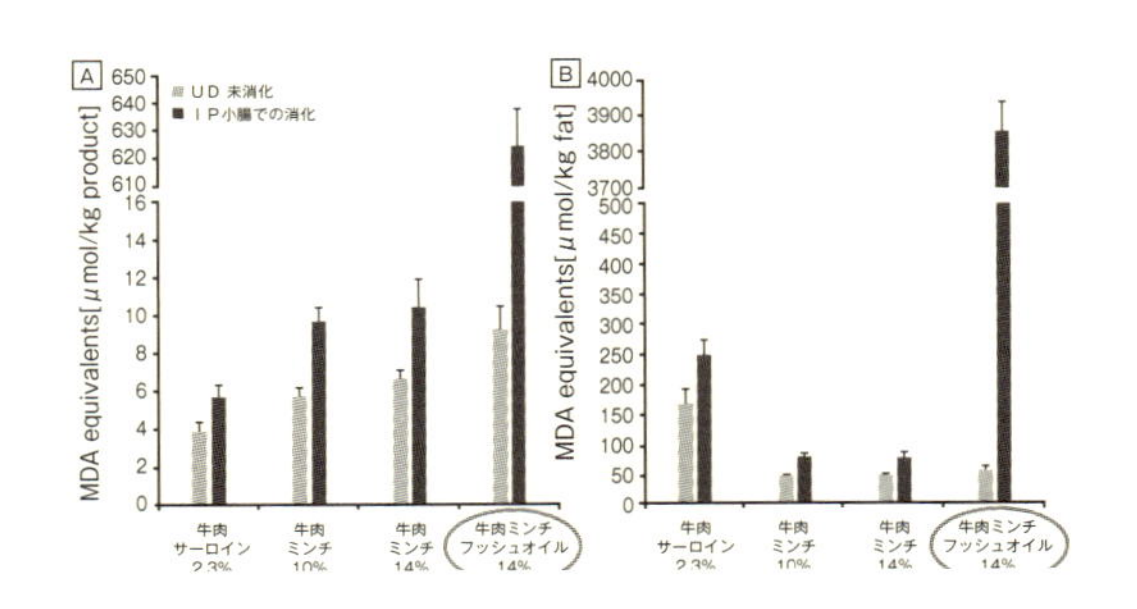

赤肉単独では消化管で猛毒のアルデヒドは高いレベルで発生しないが（サーモンやチキンは発生）、フィッシュオイルと一緒に摂取すると、細胞致死量（LC50）を超える高いレベルのアルデヒド（MDA）が産生される。

この実験では、赤肉単独では消化管で猛毒のアルデヒドは高いレベルで発生しませんが（サーモンやチキンは発生）、フィッシュオイルと一緒に摂取すると、細胞致死量（LC50）を超える高いレベルのアルデヒド（MDA）が生成されることも示されています。

DHAを投与した場合、わずか全体の一パーセントが酸化するだけで、アルツハイマー病の特徴である脳内のアミロイドタンパク質（β-amyloid peptide（Aβ））が増加します[76]。

フィッシュオイル（EPA&DHA）は、生体内では消化・吸収の段階ですでに酸化され、細胞致死量（LC50）を超えるアルデヒドを産生しているのです。フィッシュオイルが健康効果をもたらすということはあり得ないことが分かるでしょう。もちろん酸化されなくてもこれらのプーファが細胞内成分となったり、脂肪組織などに蓄積したりすると生命のフローが止まります。

第3章
オメガ3の過酸化脂質
（アルデヒド）

［図33］オメガ３の過酸化脂質の研究の不思議

●PubMedの2009年の時点の検索で

▶オメガ６の過酸化脂質（4-HNE etc.）2,580論文

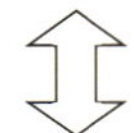

▶オメガ３の過酸化脂質（4-HHE etc.）82論文

● 脳神経系や網膜などはオメガ３が多いにもかかわらず、なぜかオメガ３の過酸化脂質の論文が圧倒的に少ない

1 オメガ3の過酸化脂質の研究

第1章で指摘したように、オメガ3のサプリメントがすでに酸化されていることは明白ですが、それでもオメガ3の過酸化脂質の研究は、オメガ6の過酸化脂質に比べると圧倒的に少ないままです。PubMed の二〇〇九年の時点の検索で、オメガ6の過酸化脂質（4-HNE etc.）二五八〇論文に対して、オメガ3の過酸化脂質（4-HHE etc.）八二論文にとどまります[77]。脳神経系や網膜などは比較的オメガ3が多い組織であるにもかかわらず、なぜかオメガ3の過酸化脂質の論文が圧倒的に少ないのは不思議です。

［図34］DHAから自動酸化によって形成されるアルデヒド（過酸化脂質）

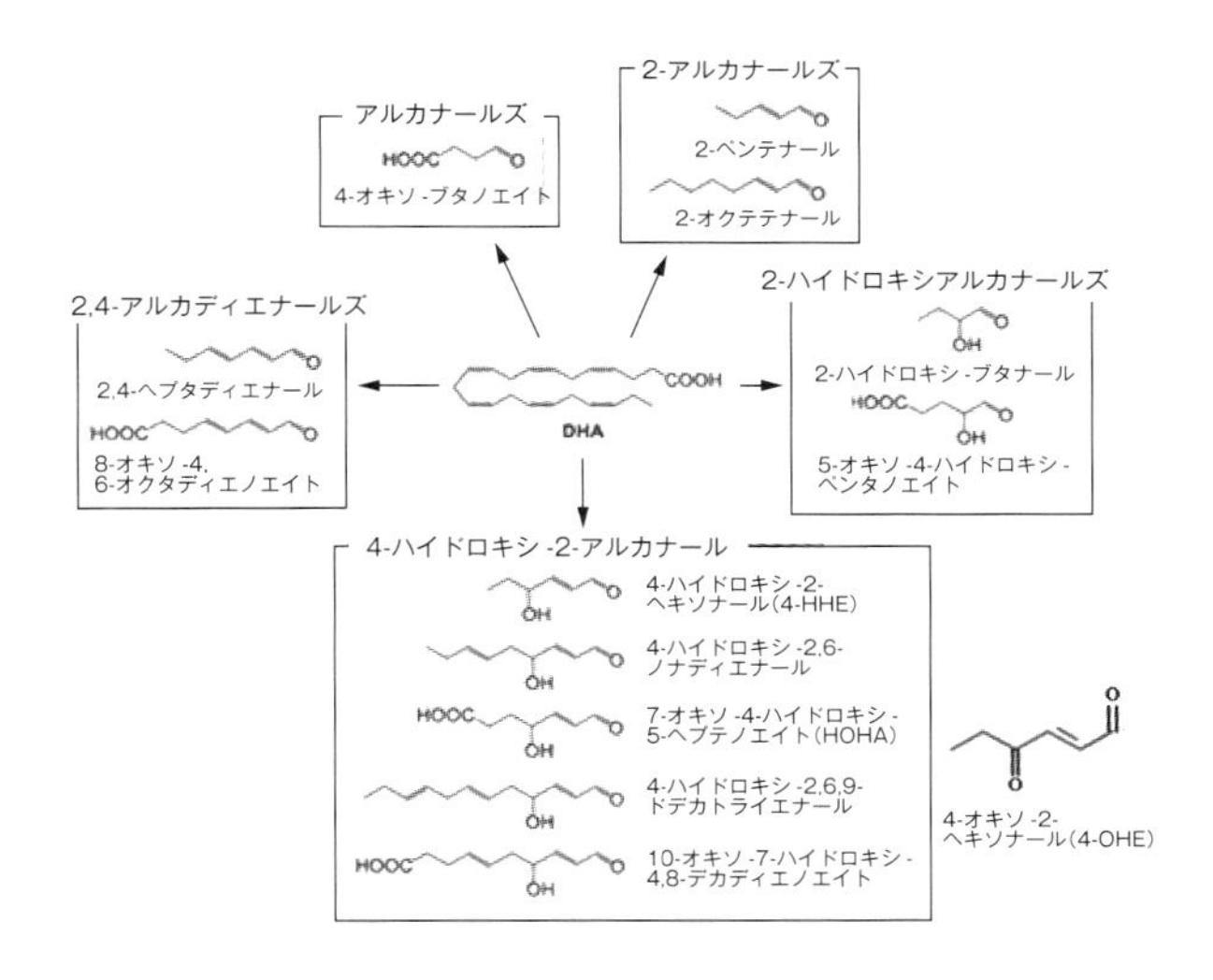

オメガ3の過酸化脂質（アルデヒド）の代表は、4-HHE（4－ハイロドキシ－2－ヘキサナール）、4-OHE（4－オキソ－2－ヘキサナール）、MDA（マーロンダイアルデハイド）などです。それに対して、オメガ6の過酸化脂質（アルデヒド）の代表は、4-HNE（4－ハイロドキシ－2－ノネナール）、4-ONE（4－オキソ－2－ノネナール）です。その他、EPA、DHAからアイソプラストン、ニューロプラストンという過酸化脂質も形成されます。

［図35］EPA, DHAからアイソプラストン、ニューロプラストンという過酸化脂質も形成

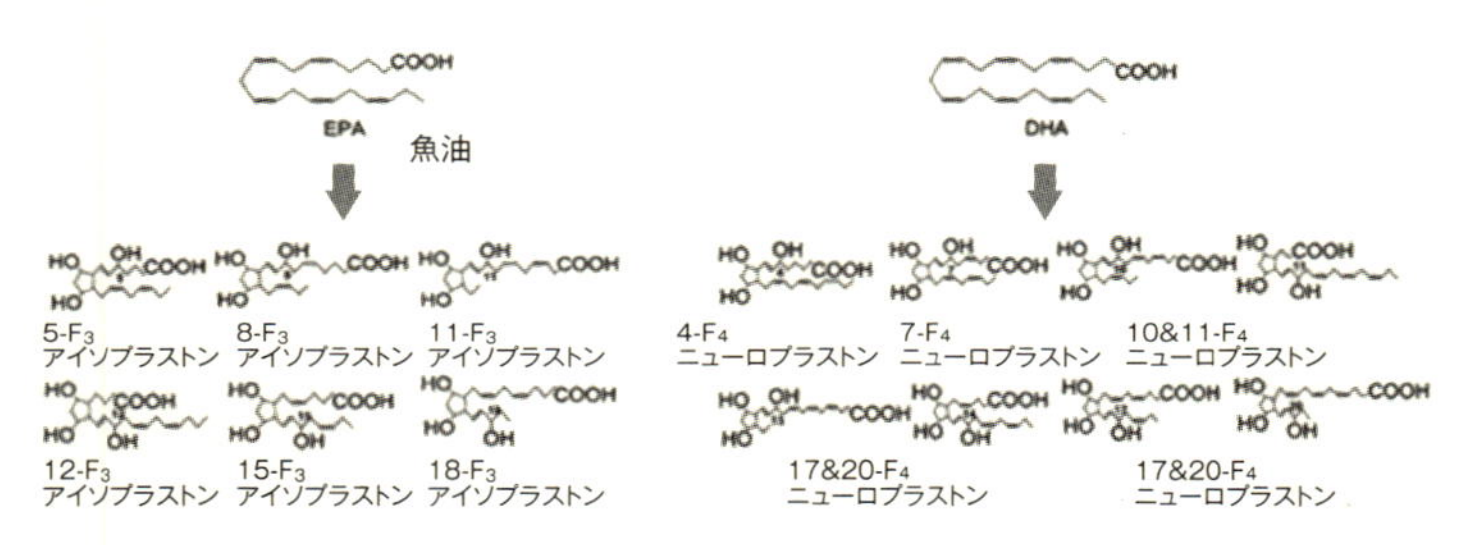

EPA（魚油）、DHAからの過酸化脂質（アルデヒド）は、4-HHE（4-ハイロドキシ-2-へキサナール）、4-OHE（4-オキソ-2-へキサナール）、MDA（マーロンダイアルデハイド）など以外にも、アイソプラストン、ニューロプラストンという過酸化脂質も形成される。

健康男性八十名にランダムに、フィッシュオイル六・二六g／日かオリーヴオイルのサプリを、ビタミンE（九〇〇IU／日）の併用かあるいはビタミンEの偽薬（プラセボ：実際はビタミンEが入ってないカプセル）の併用を与えた実験（6週）があります。この実験では、フィッシュオイル投与群はビタミンEの併用にかかわらず、血清リン脂質のEPA、DHAの濃度が高くなり、かつ血漿アルデヒド（MDA：Malondialdehyde）や他の過酸化脂質の濃度が有意に高くなりました[78]。

さらに関節リウマチ六十四名に、ランダムにフィッシュオイル九〇〇mg／日（オメ

［図36］フィッシュオイルを健康人に与えた実験

▶健康男性80名にランダムにフィッシュオイル　6.26 g/日かオリーヴオイルのサプリを、ビタミンE（900 IU/日）の併用あるいはビタミンEのプラセボを与えた実験（６週）

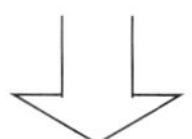

▶フィッシュオイル投与群はビタミンEの併用にかかわらず、血清リン脂質のEPA,DHAの濃度が高くなり、かつ血漿アルデヒド（MDA）や他の過酸化脂質の濃度が有意に高くなった

［図37］MDA濃度の上昇は、フィッシュオイル投与による循環血液中EPA濃度の上昇が原因

▶関節リウマチ患者64名にランダムにフィッシュオイル　900mg/日（オメガ３1.35 g）90mgビタミンE、600μgビタミンA, 3mg銅, 75μgセレニアムのサプリあるいは大豆油のプラセボを与えた実験（12週）

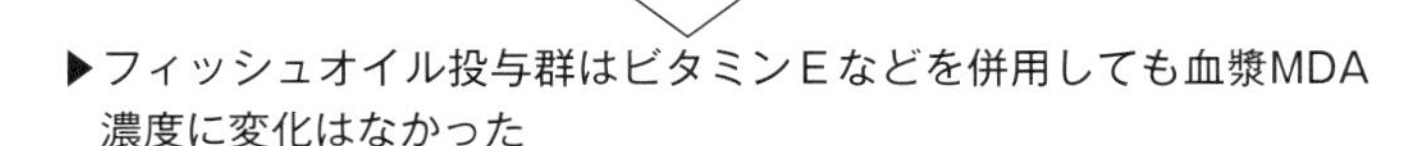

▶フィッシュオイル投与群はビタミンEなどを併用しても血漿MDA濃度に変化はなかった

▶大豆油投与グループでは血漿MDA濃度低下

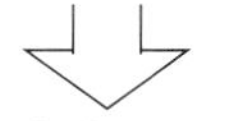

フィッシュオイル投与群によってMDAが発生

ガ3―・三五g）、九〇㎎ビタミンE、六〇〇㎍ビタミンA、3㎎銅、七五㎍セレニアムのサプリ、あるいは大豆油のプラセボを与えた実験（12週）があります[79]。フィッシュオイル投与群はビタミンEなどを併用しても血漿MDA濃度に変化はなく、大豆油投与グループでは血漿MDA濃度低下が認められました。つまり、フィッシュオイル投与群によってMDAが発生しています。

MDAは、最低でも三つの二重結合（不飽和結合）をもつプーファ（アラキドン酸、EPAやDHA）からしか発生しません。

そして、オメガ6の代表であるヒマワリ油が酸化すると4-HNEが最も多く発生しますが、MDAや4-HHEは少量しか発生しません[80]。

以上からアルデヒドのMDAは、主にオメガ3の脂質過酸化によって発生すると考えてよいでしょう。

MDAは、ミトコンドリアの電子伝達系の酵素であるサイトクロームCオキシデースに結合して、エネルギー代謝をブロックすることが分かっています[81]。Ⅱ糖尿病の人は健康人と比較して有意に血液中MDA濃度が高いことも報告されています[82]。

[図38] 過酸化脂質MDA（マーロンダイアルデハイド）

シードオイル ＜ 亜麻仁オイル ＜ アラキドン酸 ＜ EPA ＜ DHA
2
3
4
5
6

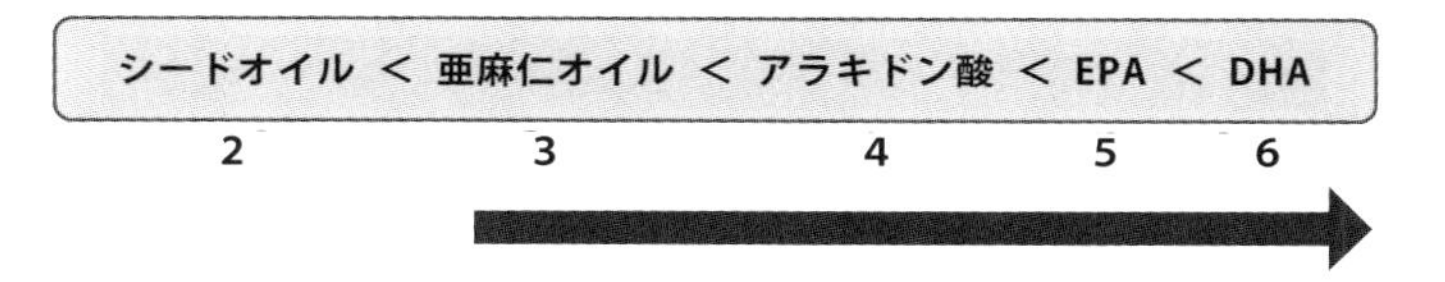

▶MDAは、最低でも３つの二重結合（不飽和結合）をもつプーファからしか発生しない。オメガ３から形成される代表的なアルデヒド（過酸化脂質）である

[図39] II糖尿病の人は有意に血液中MDA濃度が高い

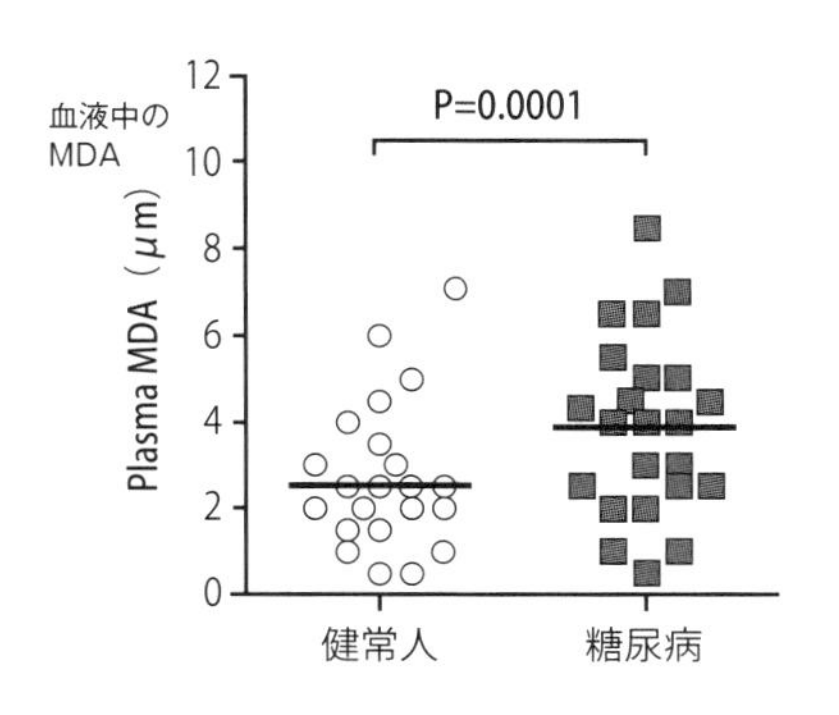

Eur J Clin Nutr. 2003 Aug;57(8):999-1008
Diabetes Res Clin Pract. 1995 Mar;27(3):193-7

▶糖尿病では、血液中MDA濃度が健常人より有意に高い。オメガ３の脂質過酸化反応が体内で進行している

さらに自閉症などの発達障害に位置づけられているレット症候群（Rett syndrome）という病態があります。レット症候群では、健常者と比較して有意にＤＨＡの過酸化脂質であるニューロプラストン（F_4-neuroprostanes（F_4-NeuroPs））の血液濃度が高いことが分かっています。さらにこのニューロプラストン値は病状が進行するほど高くなります[83]。

その他、多発性硬化症、自閉症、ダウン症候群などの神経系の病態の進行とともに、ＤＨＡから産生されるニューロプラストン（4-F4t-neuroprostane &10-F4t-neuroprostane）が増加することも分かっています[84]。

後述するアルデヒドがもたらす様々な悪影響を考えると、これらの結果は単なる相関関係ではなく、ダイレクトの因果関係を示唆しているといってよいでしょう。

2　花粉症、食物アレルギーの正体

植物はαリノレイン酸（Parent omega 3）が豊富です。そのαリノレイン酸の自動酸化で形成される過酸化脂質を、ファイトプラストン（phytoprostanes = cyclopentenone

［図40］花粉症の正体

ファイトプラストン
（phytoprostanes＝cyclopentenone isoprostane）

・αリノレイン酸（parent omega3）のプロスタグランディン様代謝産物
・αリノレイン酸（parent omega3）の自動酸化で形成
・植物の葉、花粉、根に存在。植物油脂に豊富に存在
・花粉のファイトプラストン（E1-phytoprostane）によってT helper type 2 cells（Th2）へ分化
⇒アレルギー反応（好酸球、肥満細胞からヒスタミン遊離）

isoprostane）といいます[85]。植物の葉、花粉、根に存在し、植物油脂に豊富に存在しています[86]。

花粉のファイトプラストン（E1-phytoprostane）によってヘルパーT細胞がTh２（helper type 2 cells）へ分化することによって、アレルギー反応（好酸球、肥満細胞からヒスタミン遊離）が起こります[87]。花粉症の本当の原因も花粉に含まれる過酸化脂質（アルデヒド）なのです。

そして、多くの食物アレルギーといわれるものは、オメガ３やオメガ６の過酸化脂質がタンパク質やＤＮＡに結合してできた炎症ゴミ（ダンプス、DAMPs）が関係しています。

食品に含まれるプーファは加工や保存の過程で容易に酸化されます。その結果、食品内で発生する過酸化脂質（アルデヒド）は、食品のタンパク質成分と結合します。この変性したタンパク質は消化酵素で分解されにくくなります。タンパク質を分解する消化酵素を含む酵素（タンパク質）自体が、アルデヒドで変性して機能と構造が破壊されることも関係しています[88]。

そして、実際にオメガ3から産生される過酸化脂質ＭＤＡと結合した変性タンパク質は、アレルギーの指標とされる免疫反応が高くなることが分かっています（IgEの結合が高くなる）[89]。

つまり、多くの食物アレルギーといわれる現象も、食物の中にあるプーファが酸化することによって炎症ゴミが侵入する。そのことに対する私たちの生体反応だったのです。

3　脳や網膜ではオメガ3がオメガ6の過酸化脂質より多い

ラットのアルコール離脱モデルでは、グルータサイオン（グルタチオン）と過酸化脂質（アルデヒド）の結合体は、オメガ6（GSH-HNE adducts）よりオメガ3（GSH-

［図41］脳や網膜ではオメガ3がオメガ6の過酸化脂質より多い　―その1―

▶ラットのアルコール離脱モデルでは、グルータサイオン（グルタチオン）との結合体

・オメガ3の過酸化脂質（4-HHE）結合体（GSH-HHE adducts）は、オメガ6の過酸化脂質（4-HNE）の結合体（GSH-HNE adducts）より5 ～ 20倍多い（あらゆる脳の領域）。

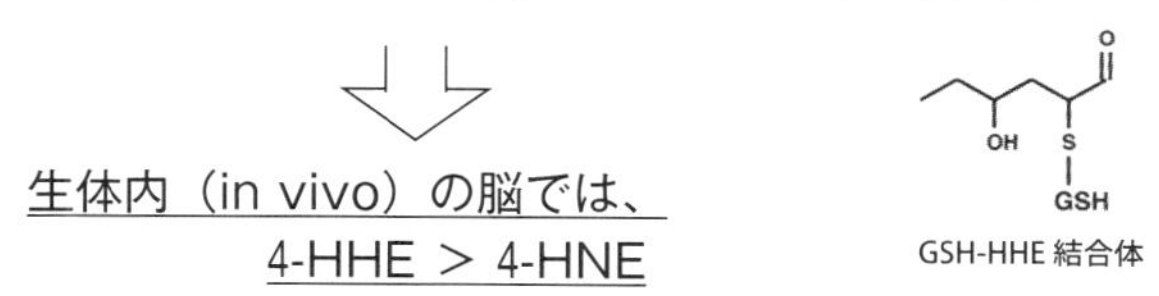

生体内（in vivo）の脳では、4-HHE ＞ 4-HNE

［図42］脳や網膜ではオメガ3がオメガ6の過酸化脂質より多い　―その2―

▶ラットの網膜では、

・オメガ3の過酸化脂質（4-HHE）結合体（HHE-PE adducts）は、オメガ6の過酸化脂質（4-HNE）の結合体（HNE-PE adducts）より2倍多い。

▶糖尿病ラットの網膜では、

・オメガ3の過酸化脂質（4-HHE）結合体（HHE-PE adducts）は、6倍以上に増加。オメガ6の過酸化脂質（4-HNE）の結合体（HNE-PE adducts）は、2.5倍に増加。

PE：ethanolamine phospholipid

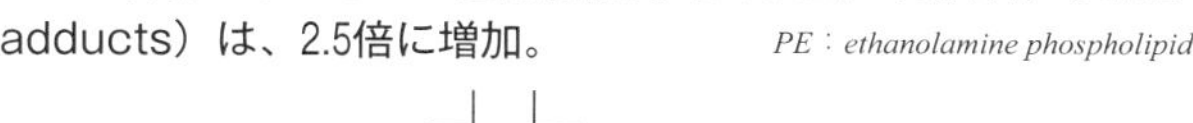

生体内（in vivo）の網膜では、4-HHE ＞ 4-HNE

HHE adducts）の方が五〜二十倍多いことが分かっています[90]。

つまり、脳では4-HHE ＞ 4-HNEと、オメガ3の過酸化脂質（アルデヒド）の方が多いため、脳神経系の障害はオメガ6よりむしろオメガ3の過酸化脂質（4-HHE）を調べないといけません。

さらに、ラットの網膜では、オメガ3の過酸化脂質（4-HHE）結合体（HHE-PE adducts）は、オメガ6の過酸化脂質（4-HNE）の結合体（HNE-PE adducts）より二倍多いと報告されています。糖尿病ラットの網膜では、オメガ3の過酸化脂質結合体は六倍以上に増加、オメガ6の過酸化脂質の結合体は二・五倍に、それぞれ増加しました[91]。したがって、網膜も脳神経と同じく、4-HHE ＞ 4-HNEとなるため、網膜障害ではオメガ3の過酸化脂質（アルデヒド）を調べることが重要になります。

4　健康人の尿ではオメガ3の過酸化脂質がオメガ6より多い

健康人の尿の過酸化脂質（アルデヒド）を調べた研究があります[92]。それによると、オメガ3の過酸化脂質（4-HHE）のアルデヒド脱水素酵素（ALDH）代謝産物（trans-4-

［図43］ 健康人の尿ではオメガ３の過酸化脂質がオメガ６より多い

▶健康人の尿
・オメガ３の過酸化脂質（4-HHE）のアルデヒド脱水素酵素（ALDH）代謝産物（trans-4-hydroxy-2-hexenoic acid〈HHEAcid〉）は、オメガ６の過酸化脂質（4-HNE）のALDH代謝産物より多い。

▶生体内ではオメガ３の脂質過酸化と過酸化脂質（4-HHE etc.）の形成は、オメガ６よりも多く発生している

［図44］ オメガ３の過酸化脂質（4-HHE ）のアルデヒド脱水素酵素（ALDH）による尿中代謝産物

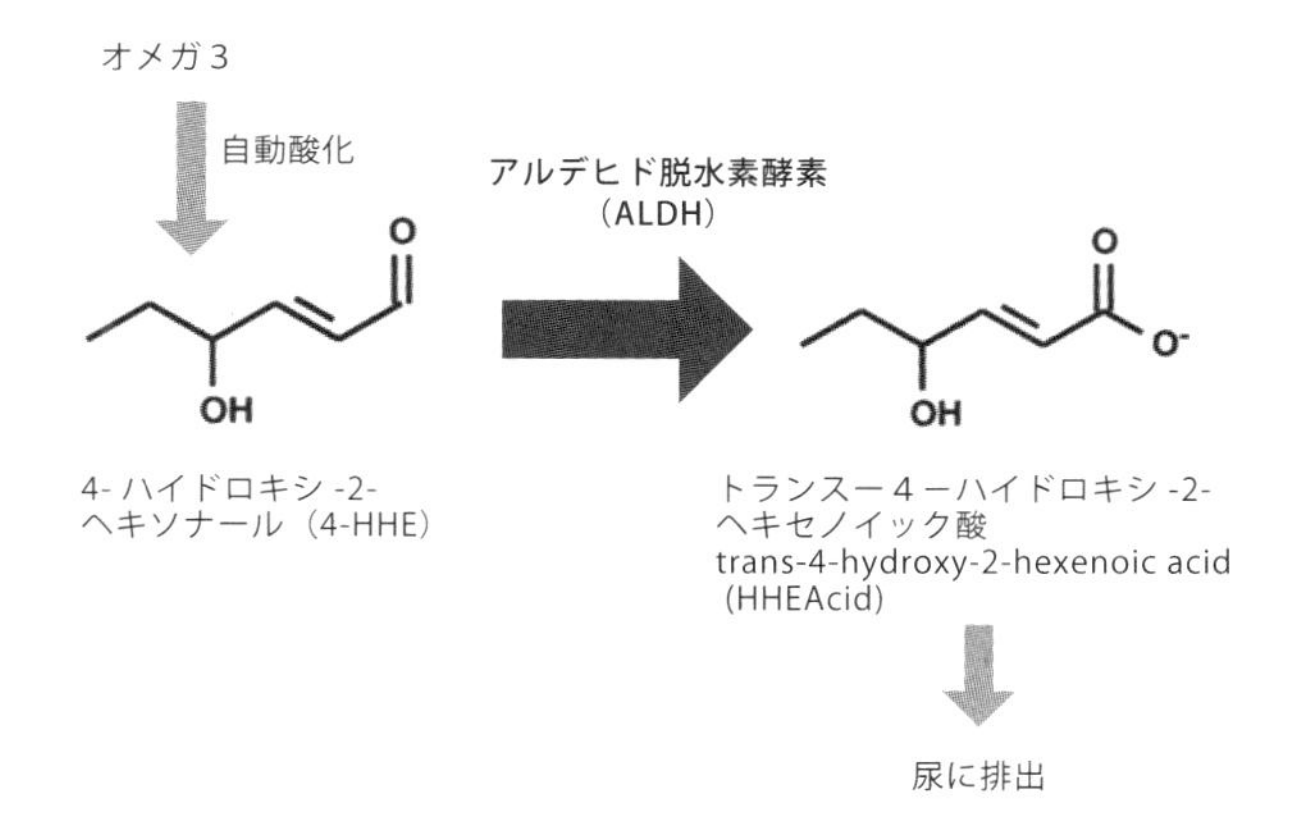

hydroxy-2-hexenoic acid（HHEAcid）は、オメガ6の過酸化脂質（4-HNE）のアルデヒド脱水素酵素代謝産物より多いという結果でした。これは、生体内では、オメガ3の脂質過酸化と過酸化脂質（4-HHE etc.）の形成は、オメガ6よりも多いということを示しています。

4-HNE（オメガ6）と4-HHE（オメガ3）の生物活性（体内での反応性）はほぼ同じです[93]。しかし、4-HNEの方が4-HHEより脂肪親和性が高いことから、生体内では、オメガ3の過酸化脂質（4-HHE）の方がオメガ6の過酸化脂質（4-HNE）より消化管からの吸収も高く、血液濃度も高くなる可能性もあります[94]。

いずれにせよ、オメガ3の過酸化脂質4-HHEの方が生体内の循環に多いということは、オメガ6の過酸化脂質（4-HNE）の研究に偏った現状は少しおかしいと考えざるを得ません。

5 オメガ3の過酸化脂質（4-HHE, 4-OHE）の構造・機能破壊

4-HHEは、DNA、タンパク質、リン脂質（ホスファチジル・エタノールアミン：

［図45］オメガ3の過酸化脂質（4-HHE, 4-OHE ）の構造・機能破壊

▶4-HHE は、DNA、タンパク質、リン脂質（ホスファチジル・エタノールアミン：phosphatidyl ethanolamine ⇒ミトコンドリアの内膜、神経組織の白質）と結合

▶4-HHEのDNA結合は生体内（in vivo）では認められていないが、毒性のない濃度でも姉妹染色体交叉（sister chromatid exchange：SCE）を引き起こす
・毒性濃度ではDNAを破壊する（fragmentation）

▶動脈硬化：ヒトの動脈硬化巣にLDL酸化の結果、形成された4-HHE ── タンパク質結合体（HHE-protein adduct）上昇

▶筋委縮性硬化症（ALS）：ヒトの脊髄に4-HHEのタンパク質結合体（HHE-protein　adduct）上昇

phosphatidyl ethanolamine⇒ミトコンドリアの内膜、神経組織の白質）と結合することが報告されています[95]。

4-HHEのDNA結合は生体内（in vivo）では現在のところは認められていませんが、毒性のない濃度でも姉妹染色体交叉（sister chromatid exchange: SCE）を引き起こします[96]。姉妹染色体交叉は、細胞にストレスがかかったときに、父親と母親由来の染色体にある遺伝子が相互に動く（遺伝子のジャンピング）ことで起こります。4-HHEの毒性濃度では、DNAを破壊します（fragmentation）[97]。ヒトの動脈硬化巣に、LDL酸化の結果形成された4-HHE－タンパク質結合体

［図46］オメガ３の過酸化脂質（4-OHE）の構造・機能破壊

▶4-OHEは、生体内（in vivo）でDNAと結合

▶筋委縮性側索硬化症で4-OHEとDNA結合体が上昇

［図47］オメガ３と６の過酸化脂質の生物活性（体内での反応性）は同じ

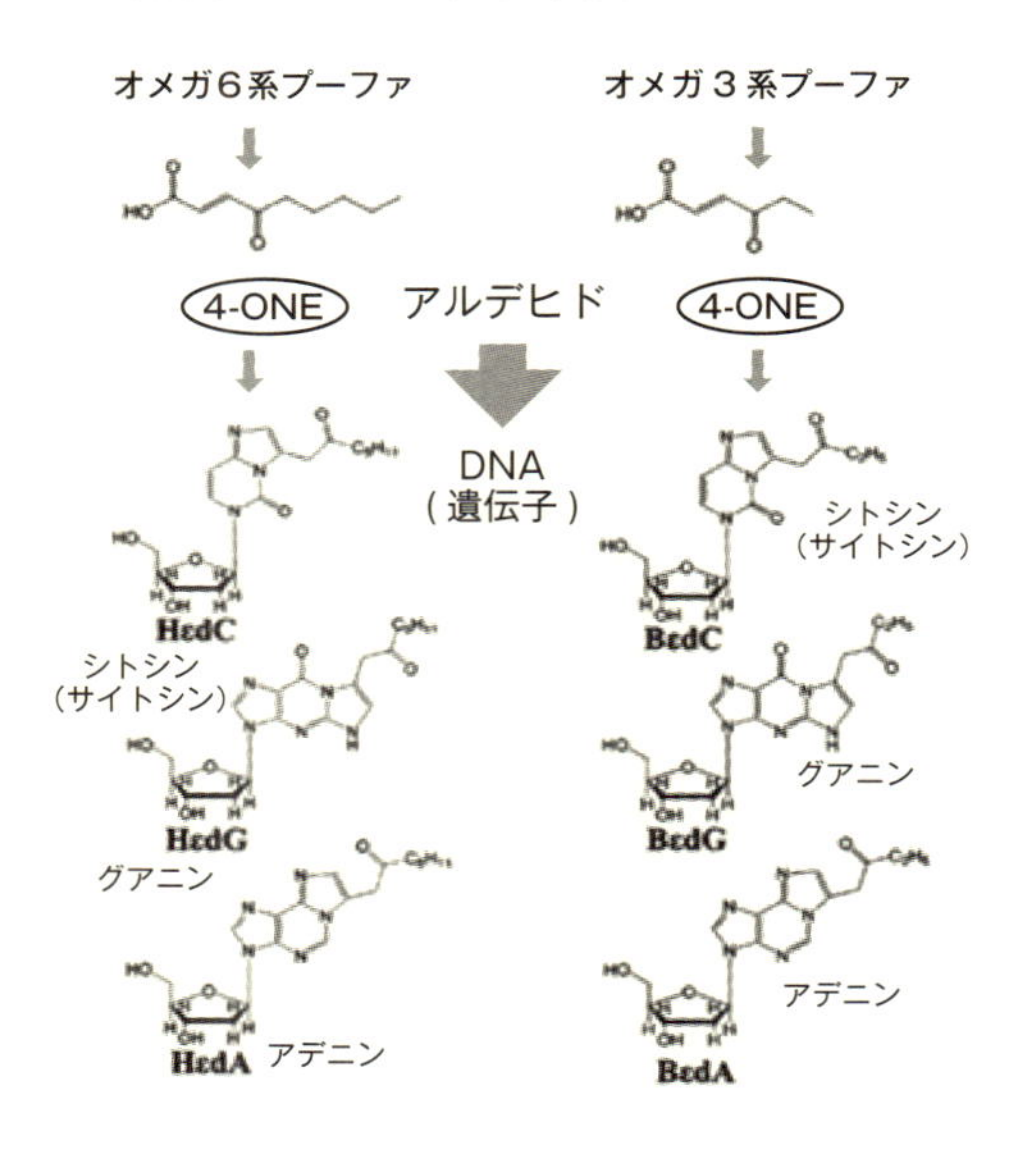

オメガ３の過酸化脂質4-OHEとオメガ６の過酸化脂質4-ONE とのいずれもDNAに結合。

（HHE-protein adduct）が上昇しています[98]。筋委縮性側索硬化症では、ヒトの脊髄に4-HHEのタンパク質結合体（HHE-protein adduct）が上昇しています[99]。

4-OHE（オメガ3の過酸化脂質）は、生体内（in vivo）でＤＮＡと結合します[100]。筋委縮性側索硬化症では、4-OHEとＤＮＡ結合体も上昇していることが分かっています[101]。

6 オメガ3は糖のエネルギー代謝を止める！

オメガ3などのプーファはインシュリン感受性を高めるといわれています[102]。インシュリン感受性というのは、インシュリンに対する細胞の糖の取り込み作用が高まるということです。簡単に言うと、血糖値が速やかに低下するということです。

オメガ3の過酸化脂質4-HHEは、低濃度（sub micromolar range）ではPPAR-δ（ペルオキシソーム増殖因子活性化受容体δ）を刺激するシグナルとして作用します。その結果、膵臓のβ細胞を刺激してインシュリン産生を高めるとされています[103]。

さて、本当にオメガ3はインシュリン感受性を高めて糖のエネルギー代謝を高めるのでしょうか？

純粋なプーファ（大豆油、オメガ6）をヒトに静脈内投与した実験では、プーファ濃度が高まるほどインシュリン抵抗性になります[104]。オメガ6および3のプーファが主体となっているイントラリピッドという脂肪乳剤の点滴の実験でも、筋肉内に脂肪酸アシルCoA（fatty acyl-CoA）、ジアシルグリセロール（DAG、diacylglycerol）が蓄積することで、最終的にインシュリン受容体基質（IRS-1）をブロックして、インシュリン抵抗性を引き起こすことが報告されています[105]。

オメガ6から形成される過酸化脂質4-HNEが、インシュリン受容体物質（ＩＲＳ）に結合してインシュリン・シグナルをブロックすることも分かっています[106]。オメガ3から形成されるアルデヒド4-HHEも、4-HNEと同じハイドロキシアルカナール（hydroxyalkenals）に属し、構造はほとんど同じです。

4-HHEと4-HNEは、細胞障害、遺伝子障害、発ガン作用といった同じ生理作用をします[107]。インシュリン・シグナルのブロック作用も同じと考えて間違いないでしょう。

筋肉は糖代謝で重要な器官です。筋肉がインシュリン抵抗性になると、糖の細胞内利用がブロックされて瞬く間に高血糖になります。オメガ3から形成される過酸化脂質

［図48］HHE（オメガ3）とHNE（オメガ6）の構造

▶オメガ3の過酸化脂質
HHE（4-hydroxy-trans2-hexenal）

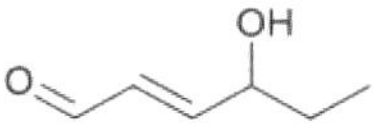

▶オメガ6の過酸化脂質
HNE（4-hydroxy-trans-2-nonenal）

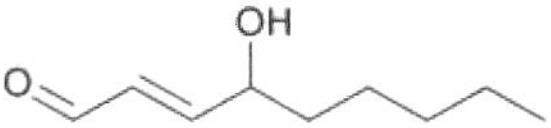

オメガ3の過酸化脂質HHE（4-hydroxy-trans2-hexenal）とオメガ6の過酸化脂質HNE（4-hydroxy-trans-2-nonenal）の構造は近似しており、生体内での作用もほぼ同じ。

4-HHEが筋肉のインシュリン抵抗性をもたらすことが分かっています[108]。

さらにオメガ3の過酸化脂質4-HHEは、インシュリンそのものに結合して、機能・構造を破壊します。その結果、血糖値上昇が生体内（in vivo）＆細胞実験（in vitro）と両方で認められています[109]。

4-HHEは前述したように、低濃度ではインシュリン産生を促すように働くとされていますが、高濃度（>10 μM）では膵臓のβ細胞（インシュリン産生細胞）を破壊することによって、むしろインシュリン産生低下を招きます[110]。

さらには、メタ炎症（高プーファ食で引き起こされる全身の炎症）の直接の引

[図49] オメガ3の過酸化脂質（4-HHE）の構造・機能破壊

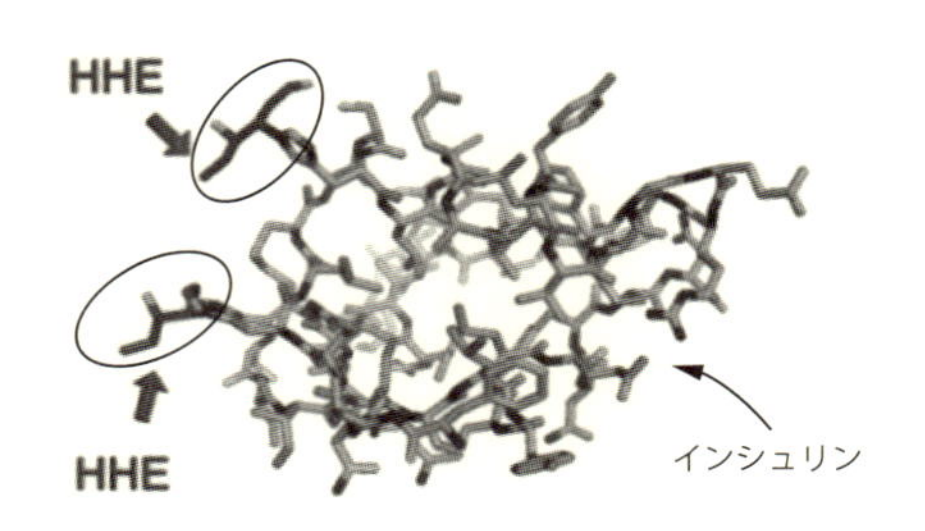

4-HHEはインシュリンに結合して、構造・機能を破壊する
⇒血糖値上昇（in vivo & in vitro）

FASEB J. 2006 Jul;20(9):1555-7
Chem Res Toxicol. 2007 Oct;20(10):1477-81
Chem Res Toxicol. 2011 May 16;24(5):752-62

き金とされる、細胞の糖運搬体（GLUT4）の機能不全の原因もアルデヒドです。糖運搬体（GLUT4）にアルデヒドが結合することによって、糖運搬体の機能・構造が破壊されて、脂肪組織において糖を細胞内に入れることができなくなり[111]、全身がインシュリン抵抗性と慢性炎症に苛まれます。

ここで注意すべきことがあります。それは、脂肪がエネルギーの燃料として使用されると、糖をエネルギーの燃料として使用することが抑えられるということです。その逆に糖がエネルギーの燃料として使用されると、脂肪をエネルギーの

［図50］ランドル効果（Randle cycle）

糖－脂肪酸サイクル

筋肉（骨格筋）、脂肪組織

Lancet. 1963 Apr 13;1(7285):785-9
Am J Physiol Endocrinol Metab. 2009 Sep;297(3):E578-91

筋肉や脂肪組織において、糖をエネルギーの燃料とすると、脂肪は使用しない。その一方で脂肪をエネルギーの燃料とすると糖は使えない。これを糖―脂肪酸サイクル（ランドル効果）とよぶ。

燃料として使用することが抑えられるのです。これを「ランドル効果（糖―脂質サイクル）」と呼びます[112]。

脂肪をエネルギーの燃料とした場合、脂肪酸の鎖が長くなるほど、つまり不飽和度が高くなるほど糖のエネルギー代謝がブロックされます[113]。つまり、プーファの中でもフィッシュオイルやＤＨＡは糖のエネルギー代謝を止める最強の物質なのです。

7　アルデヒドの細胞毒性

十六時間以上にわたって様々な過酸化脂質に暴露させた細胞実験で、細胞の半

[図51] アルデヒド暴露による細胞致死量（LC50）

アルデヒド	LC50(uM)細胞半数死滅濃度
アクロレイン（Acrolein）	5-100
マーロンダイアルデハイド（MDA）	600-3000
4-ハイドロキシ-2-ヘキソナール（HHE）	20-60
4-ハイドロキシ-2-ノネナール（HNE）	20-60
4-ハイドロキシ-2-ドデカディエナール（HDDE）	0.22

J Nutr Sci Vitaminol (Tokyo). 2009 Apr;55(2):126-30　Neurotoxicology. 2009 Jan;30(1):1-9
Eur J Pharmacol. 2011 Jan 10;650(1):184-94　Neurosci Lett. 1997 Dec 5;238(3):135-8
Chem Biol Interact. 2012 Jan 5;195(1):25-3　Chem Biol Interact. 2010 Oct 6;188(1):171-80
Free Radic Biol Med. 2002 Feb 15;32(4):360-9　J Cell Sci. 2000 Feb;113 (Pt 4):635-41　Diabetes. 2010 Apr;59(4):808-18

数が死滅する濃度（LC50）を図51に示します。

しかし、細胞が死滅しなくてもダメージを与えるには、もっと少量のアルデヒドでも起こります。たとえばヒトの腸粘膜細胞では、4－ハイドロキシ－2－ノネナール（HNE）が一uMの濃度でも起こります[114]。また腎臓の近位尿細管の細胞は4－ハイドロキシ－2－ヘキソナール（HHE）が10uMの濃度で死滅し始めます。もちろん濃度が高くなるにつれて細胞の死滅は加速します[115]。

前掲（第2章）の消化と脂質過酸化反応のグラフを見直していただきたいのですが、ニシン、ニシンオイル、サーモンなどは消化時

［図52］タラの肝油における消化管でのアルデヒド発生量

アルデヒド	Larsson et al.	Kenmogne-Domguia et al.' (PSE)	Kenmogne-Domguia et al.' (PpSE)	ブタの消化モデル1	ブタの消化モデル2	ヒトの消化モデル
MDA(μmol/kg)	445	3300	7200	4.2	140	4465
HHE(μmol/kg)	5.1	231	216	6.2	20	797
HNE(μmol/kg)	n.a.	51	59	1.3	0.70	45

Food Funct. 2016 Mar;7(3):1401-12

タラの肝油は消化管で消化・吸収される際に発生する
MDA,HHEは細胞致死量（LC50）よりも多い。

間が経過するにつれて、細胞の半数致死量を上回る4－ハイドロキシ－2－ヘキソナール（HHE）が発生しています。

タラの肝油については、消化（摂取から百八十分後、十二指腸レベル）におけるアルデヒド発生の報告があります。上図にまとめます[116]。

ヒトの消化管モデルでは、MDA四、四六五umol／kg（uM）で上記のMDA細胞毒性濃度六〇〇～三、〇〇〇uMより高いことが分かります。4-HHEも七九七umol／kg（uM）と上記の4-HHE細胞毒性濃度二〇～六〇uMより高いのです。つまり、消化においては細胞毒性を発揮する濃度まで脂質過酸化反応が高まっているということに他になりません。

第2章のグラフから、ニシンのミンチ肉の

[図53] オメガ３の消化で発生したアルデヒドは全身へ（図23再掲）

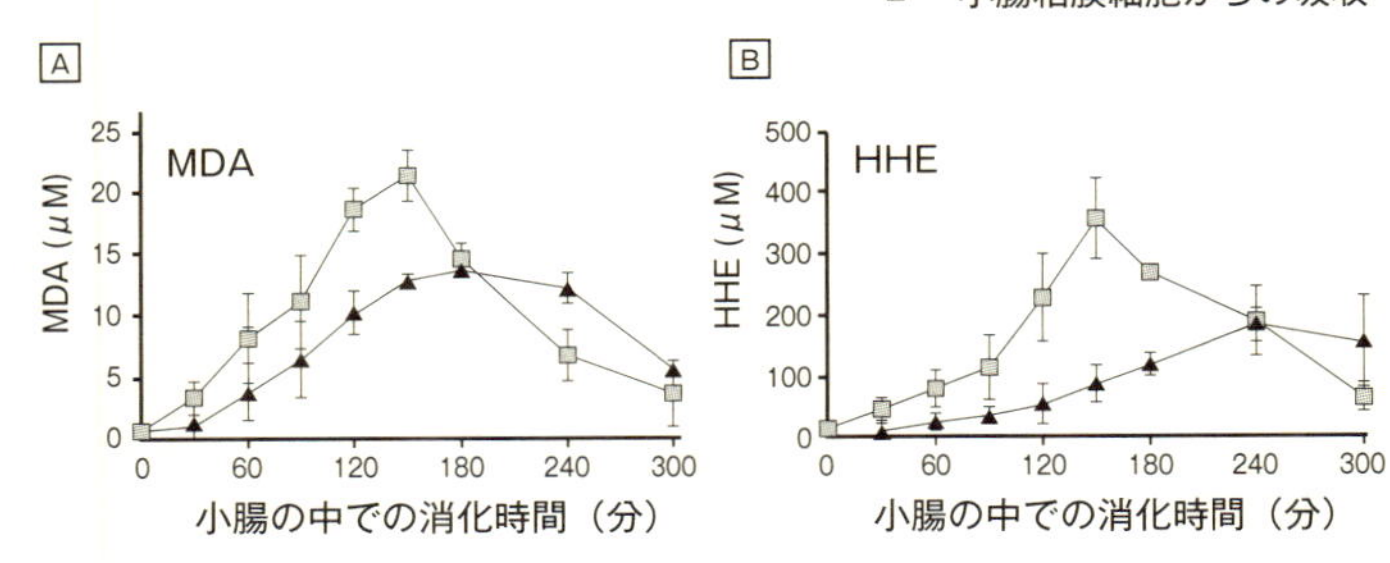

小腸粘膜面（腸管内）の局所だけでなく、小腸粘膜細胞からアルデヒドの吸収が時間の経過とともに増加している。これは小腸から吸収されたアルデヒドが血流に乗って全身に影響を与えることを意味する。

消化過程における小腸の管腔および小腸細胞内のＭＤＡ、4-HHE濃度を示したグラフを再掲します［図53］。小腸管腔内だけでなく、小腸細胞内でも高い濃度のＭＤＡ、4-HHEが上昇していることが分かります（前述したようにアルデヒドは小腸に取り込まれる）。

これらのアルデヒドは小腸細胞を死滅させるか、あるいは小腸細胞内にとりこまれたアルデヒドは、血液内に入るか微小小胞内に取り込まれて、全身に循環します[117]。したがって、たとえ酸化していないオメガ３を摂取しても、消化が進むにつれて脂質過酸化が進行し、発生したアルデヒドが全身循環に入っていくのです。

以上見てきたように、様々な健康作用が謳われているオメガ3ですが、その客観的なデータを見れば、その長期的影響の恐ろしさが実感できると思います。

8 アルデヒドが細胞に与えるストレス
～「小胞体ストレス」は慢性病の元

アミノ酸がペプチドになり(一次構造)、さらに二次構造そして三次構造になるのは、細胞内の「小胞体(ER: Endoplasmic Reticulum)」という器官の働きによります。ここでタンパク質が機能を持つように「折りたたみ」や「凝集」という作業を行います。

この小胞体のタンパク質修復作業には「シャペロン」(chaperone:付添人、監視人)というタンパク質が活躍します。シャペロンは、小胞体でタンパク質の折りたたみ(三次構造)などをアシストするタンパクです(酵素ではありません)。

［図54］小胞体ストレス（ER stress）

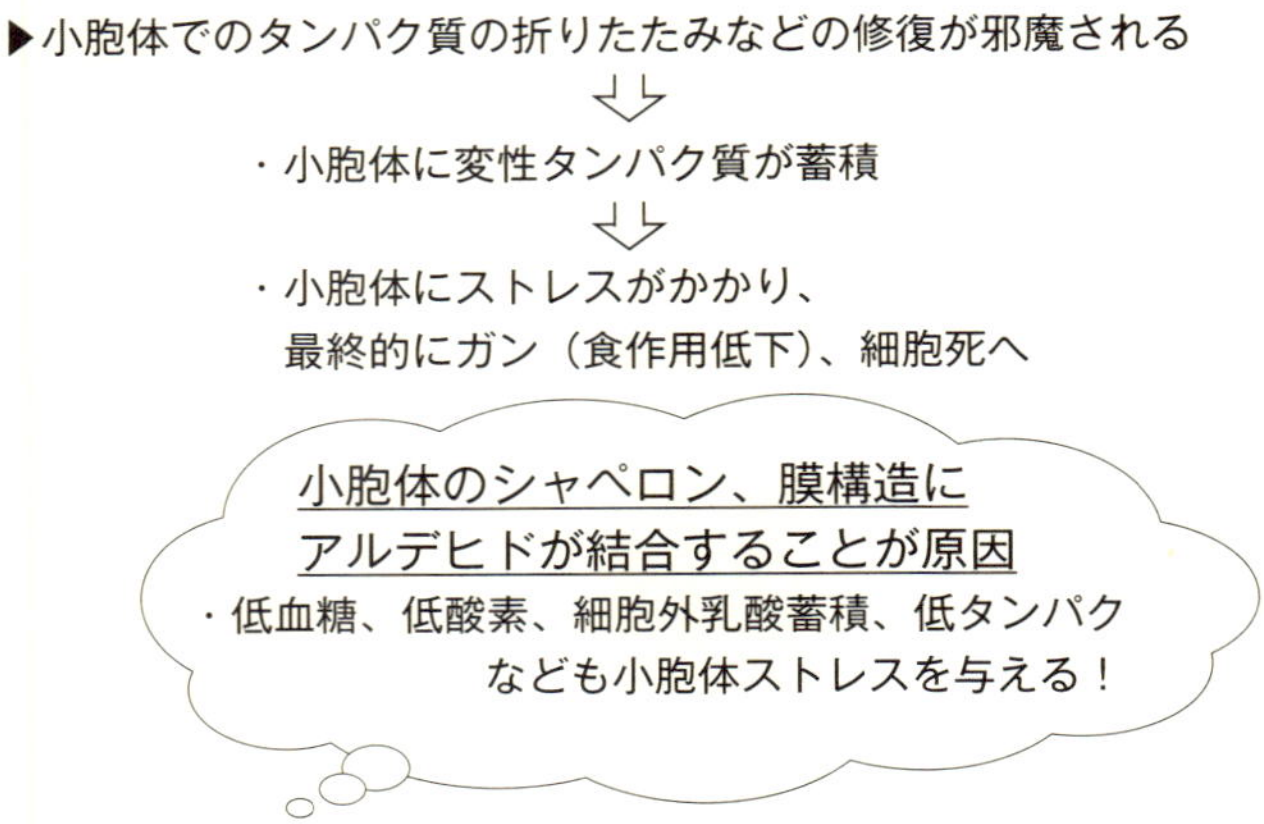

▶小胞体でのタンパク質の折りたたみなどの修復が邪魔される

⇩

・小胞体に変性タンパク質が蓄積

⇩

・小胞体にストレスがかかり、
最終的にガン（食作用低下）、細胞死へ

小胞体のシャペロン、膜構造に
アルデヒドが結合することが原因
・低血糖、低酸素、細胞外乳酸蓄積、低タンパク
などでも小胞体ストレスを与える！

さて、近年になってこの小胞体にストレスがかかることで、タンパク質の修復がうまくいかなくなり、ガン、糖尿病、動脈硬化やアルツハイマー病などの慢性病が起こることが注目されています[118]。

この小胞体にストレスを与えるのが、やはりプーファから自動酸化でできるアルデヒドです。アルデヒドは、小胞体の膜構造に結合して機能・構造にダメージを与えます[119]。さらにアルデヒドは、シャペロンにも結合してタンパク質の折りたたみにダメージを与えます[120]。アルデヒドがもたらす小胞体ストレスは、メタ炎症の引き金にもなります。

9 細胞内のタンパク質のリサイクルをブロック！

タンパク質の新陳代謝は一日で約三〇〇～四〇〇gです。現代人は平均で一日約一〇〇gのタンパク質を摂取していますから、その三～四倍が毎日新しく入れ替わっています。

機能するタンパク質は前述したように小胞体で作られますが、それでは分解するのはどこでしょうか？　細胞内では二つの小器官がタンパク質分解を担っています。

一つは「プロテアソーム（proteasome）」です。プロテアソームは主に細胞内で産生されたタンパク質の分解場所です。

もう一つは「ライソソーム（lysosome）」とよばれる小器官です。ここでは、主に細胞外から取り込んだタンパク質を分解します。オートファジーとよばれる自食作用（自分の細胞を分解して他の細胞のエネルギー等の材料にする）もライソソームで行われます。

いずれのタンパク質分解も「ユビクィティン（ubiquitin）」という物質が、分解したいタンパク質に結合して分解を促進します。

しかし、ユビクィティン－プロテアソーム経路やライソソーム－オートファジー経路がブロックされると、ダメージを受けたタンパク質が凝集します。その結果、アルツハイマー病（アミロイド凝集タンパク）をはじめとした神経変性疾患となります[121]。さらに子宮頸がん、大腸ガンなどのガンも、この細胞内タンパク質分解システムが働かないことが原因となっています[122]。

この細胞内タンパク質分解システムにダメージを与えるのが、プーファの自動酸化から産生されるアルデヒドです。アルデヒドは、ユビクィティンにダイレクトに結合したり、タンパク質分解酵素（トリプスン、カイモトリプスンのシステイン基）の－ＳＨに結合したりして、細胞内タンパク質分解システムにダメージを与えます[123]。

小胞体でのタンパク質折りたたみ、およびタンパク質凝集の異常とプロテアソームやライソソームでの変性タンパク質の分解異常によっておこる病態を総称して「タンパク質折りたたみ異常病（protein misfolding disease）」といいます。異常なタンパク質の

［図55］アルデヒドは変性タンパク質のリサイクルをブロック

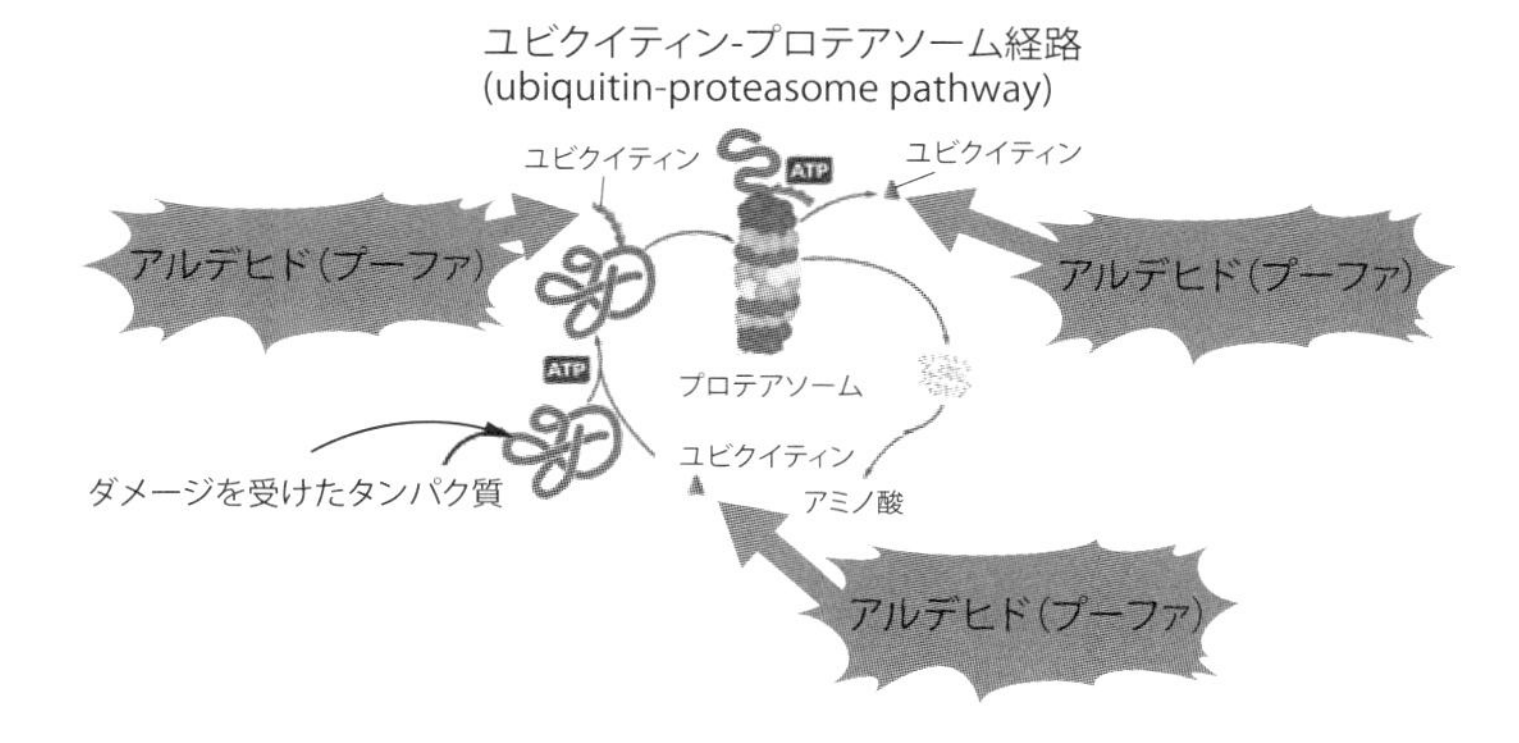

アルデヒドはユビクィティンと結合してプロテアソームでのタンパク質分解をブロックする。タンパク質のリサイクルができなくなり、異常タンパク質が集積する。その結果が、アルツハイマー病、ガンなどの慢性病である。

［図56］タンパク質の折りたたみ異常による病態（Protein-misfolding diseases）

▶不正確な折りたたみ……（マルファン症候群、筋萎縮性側索硬化症）

▶折りたたみ不安定化……（ガン）

▶不溶性の凝集……（神経変性疾患：アルツハイマー病、糖尿病、パーキンソン病など）

[図57] アルデヒドのタンパク質ダメージによる病態例

折りたたみ異常タンパク質が蓄積するのは、タンパク質分解（酵素）がアルデヒドでブロックされることが原因

▶アルツハイマー病のアミロイドベータ（Aβ）タンパク
プーファ（アルデヒド）で凝集し脳に蓄積

▶パーキンソン病のルーイボディ（Lewy body）
プーファ（アルデヒド）でアルファーシュヌクレイン（α-synuclein）が凝集し脳に蓄積

▶糖尿病のアミリン（amylin）の膵臓β細胞への過剰沈着
アルデヒド結合アミリン凝集

[図58] アミロイドタンパクの集積

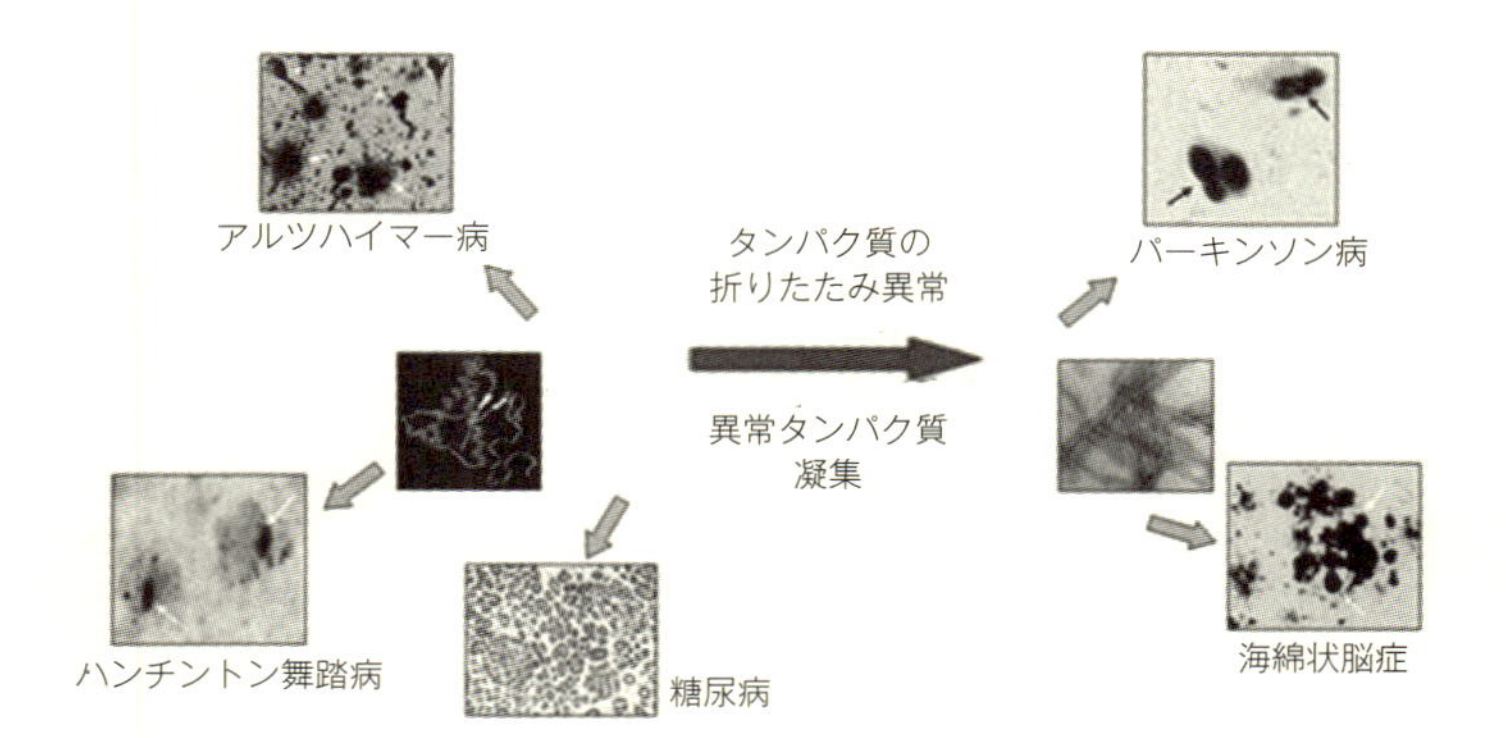

アルデヒド結合タンパク質は分解されずに、各臓器に沈着し、臓器障害を引き起こす。

凝集を許すのは、やはりアルデヒドです。アルデヒドは、タンパク質の折りたたみ〜変性タンパク質の分解ブロックまで、タンパク質の新陳代謝（リサイクル）をブロックすることで慢性病を引き起こすのです。

第4章 細胞内シグナルとしてのオメガ3の過酸化脂質（アルデヒド）

1　シグナルとしてのオメガ3の過酸化脂質4-HHE

4-HHEは、肥満、Ⅱ型糖尿病の炎症性シグナルの最終共通経路であるc-Jun NH2-terminal kinase（JNK：タンパク質のリン酸化）を活性化します[124]。

ＪＮＫはインシュリン受容体基質（ＩＲＳ－１）をブロックして、インシュリン抵抗性を引き起こします[125]。

また、4-HHEは毒性濃度（細胞実験で半数の細胞が死滅する濃度：ＬＤ50）では、ＮＦ－κＢ経路を活性化して一酸化窒素（ＮＯ）を産生します（ＮＯは近傍のスーパーオキサイドと反応してペロキシナイトレイトに容易に変換され、ミトコンドリアの電子伝達系を破壊する）[126]。

さらに4-HHEは、ＲＯＳ、ＲＯＮ（活性酸素種・窒素種）を過剰に発生させて細胞をアポトーシスに誘導します[127]。

2　オメガ3の過酸化脂質（アルデヒド）の抗原性（DAMPs）

4-HHEなどのアルデヒドは、様々な細胞内構成成分と結合して変性組織となって蓄積しますが、それは私たちの体には〝炎症ゴミ〟として認識されます。つまり、このゴミを処理するときに炎症が起こるのです。

具体的には、アルデヒドで変性した組織は、ダンプス（DAMPs：ダメージ〈傷害〉関連分子パターン）とよばれる炎症ゴミになります。これは、マクロファージなどの免疫細胞のパターン認識受容体（PRRs）を刺激して過剰に炎症を引き起こします[128]。

オメガ3の過酸化脂質（アルデヒド）で形成されるダンプス（DAMPs）の研究はほとんどありませんが、動脈硬化巣で4-HHE結合タンパク（高い抗原性＝DAMPs）が高率に認められています[129]。つまり、動脈の壁で4-HHE結合タンパクがダンプス（DAMPs）となって慢性炎症を引き起こしているということです。

また、オメガ3の脂質過酸化で形成されるＨＯＨＡ（4-Hydroxy-7-oxo-5-heptenoic Acid：４－ハイドロキシ－７－オキソ－５－ヘプテン酸）と結合したタンパク質（2-

［図59］オメガ3過酸化脂質（4-HHE, HOHA）は組織の成分と結合して炎症ゴミ（ダンプス、DAMPs）へ

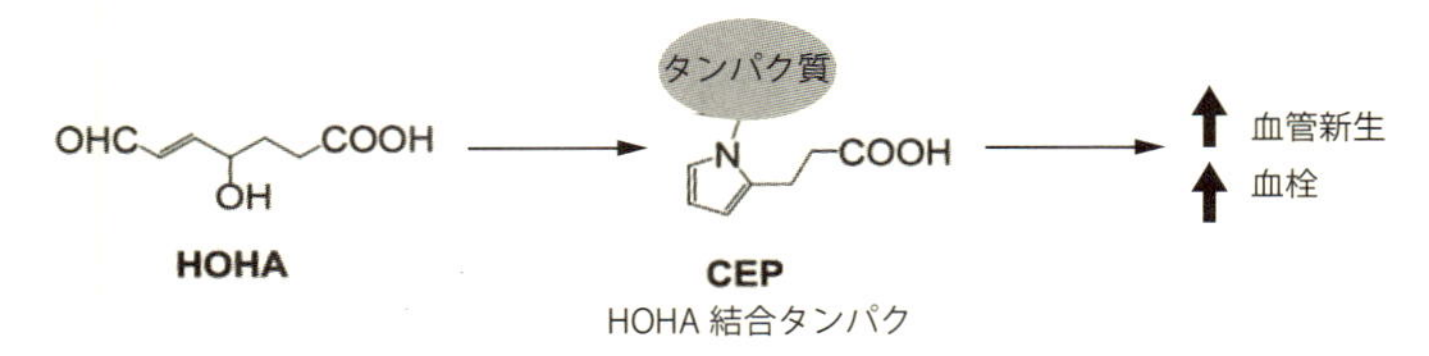

Prostaglandins Other Lipid Mediat. 2017 Sep;132:84-91.

HOHA結合タンパク（2-〈ω-carboxyethyl〉pyrrole〈CEP〉protein adducts）は血管新生、血栓を引き起こす。動脈硬化巣では、4-HHE結合タンパクが炎症ゴミとして炎症を引き起こす。

〈ω-carboxyethyl〉pyrrole〈CEP〉protein adducts）は、血管新生、血栓を引き起こします[130]。

そして主としてオメガ3から形成されるMDAも、タンパク質と結合してダンプス（DAMPs）となり、スカベンジャー受容体（SRs：Scavenger receptors）と結合して炎症を引き起こします（他のアルデヒド結合タンパク質はTLRにも結合して炎症を引き起こす）[131]。

MDA結合タンパクは、ダンプスとなり、自然抗体（IgM）や補体因子（complement factor H and C3a）とも結合して炎症を引き起こすことも報告されています[132]。

細胞がストレスを受けたときに、細胞内のタンパク質やＤＮＡなどを細胞外（全身循環）へ放出する微小小胞体（MV; Microvesicles）があります。微小小胞体が血液中に多くなるということは、それだけ細胞にストレスがかかっているということです。したがって、微小小胞体の血液濃度は炎症の指標として考えられています。実際に糖尿病、肝臓疾患、動脈硬化、心筋梗塞、静脈血栓塞栓症では微小小胞体の血液濃度は高くなっています[133]。

ＭＤＡ結合タンパク（DAMPs）も、微小小胞体（ＭＶ）に取り込まれて、全身を循環することが分かっています[134]。ということは、局所で起こったオメガ3の脂質過酸化によるダンプス（DAMPs）形成が局所で炎症を引き起こすだけでなく、血液循環に乗って遠隔組織でも炎症を引き起こす可能性があるということです。

おそらくストレス（あるいは炎症）が強くなるほど微小小胞体（ＭＶ）が形成されますから、局所のオメガ3の脂質過酸化が全身に及ぼす影響も拡大していくはずです。まさに「風吹けば桶屋が儲かる」という複雑系の世界です。

[図60] オメガ3＆6過酸化脂質MDAは全身を循環する

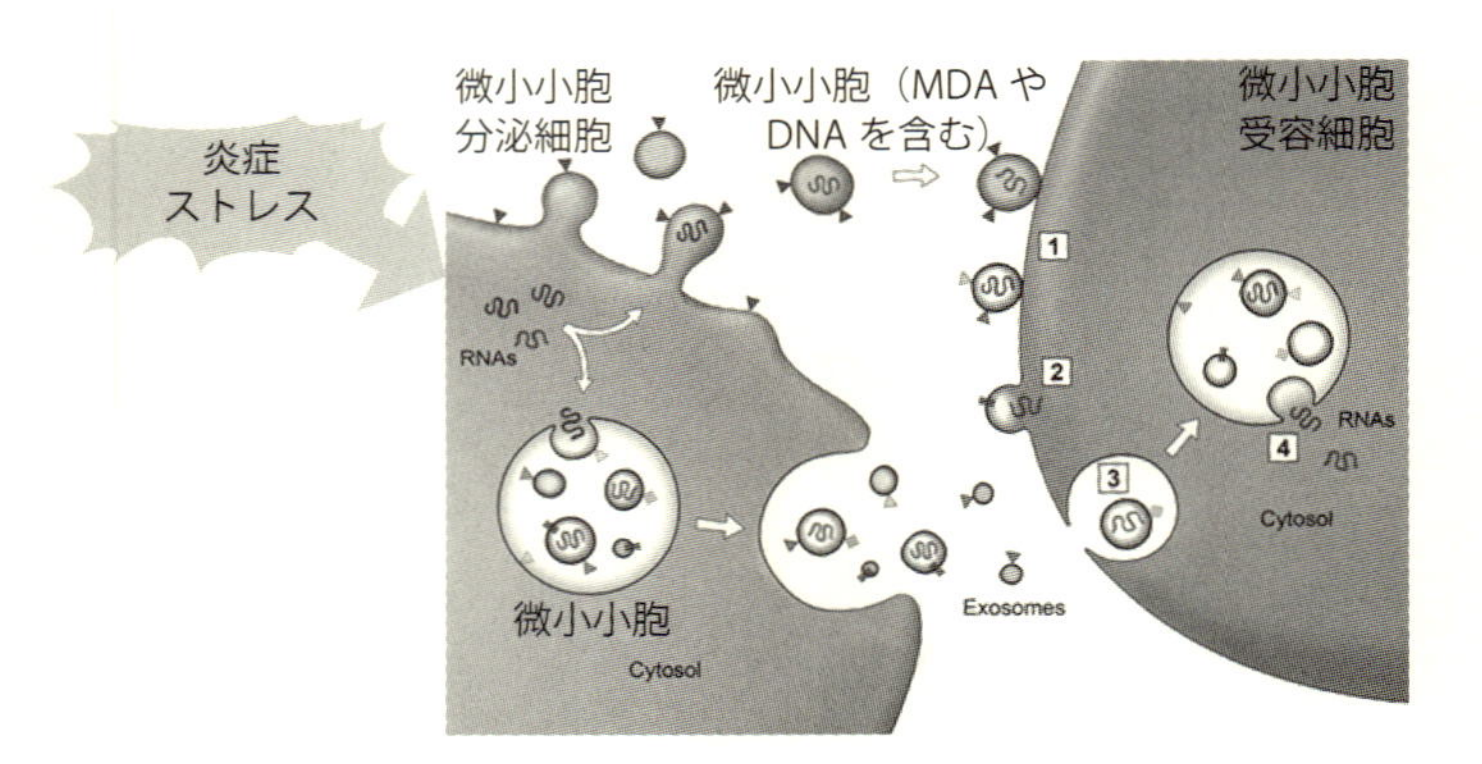

Nat Rev Rheumatol. 2010 Jan;6(1):21-9

MDA結合タンパク（ DAMPs ）は、微小小胞体（MV; Microvesicles）に取り込まれて、全身を循環する。

＊微小小胞体（MV）：ストレスを受けた細胞や死滅に向かっている細胞から放出される。MVの血液中の増加は炎症のマーカー。糖尿病、肝臓疾患、動脈硬化、心筋梗塞、静脈血栓塞栓症で血液中のMVは上昇している。

[図61] 健康人でもMDAは全身を循環している

◆ 健康人の血液から採取した微小小胞体（MV）の約半数に MDA 結合タンパク（ 炎症ゴミ、DAMPs ）が認められる

◆ 慢性病で微小小胞体（MV）の上昇が認められるのは、微小小胞体（MV）が運ぶ MDA 結合タンパク（ 炎症ゴミ、DAMPs ）によって炎症が引き起こされるため

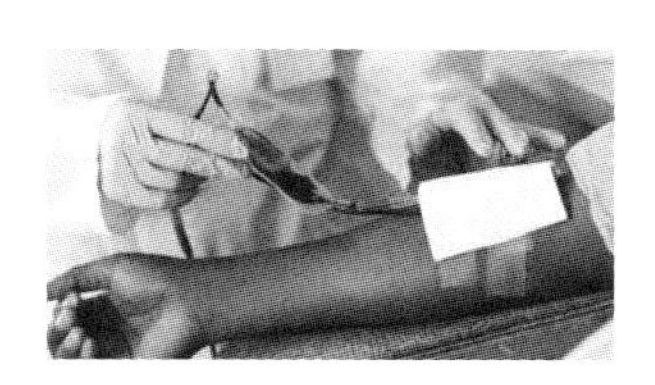

3 健康人でもMDAは全身を循環している

驚くことに、健康人の血液から採取した微小小胞体（MV）の約半数にMDA結合タンパク（DAMPs）が認められます[135]。

前述した様々な慢性病で微小小胞体（MV）の上昇が認められるのは、微小小胞体が運ぶMDA結合タンパクによって、各組織に炎症が起こるためだと考えられているくらいです[136]。

健康の場を維持するために、細胞が微小小胞にゴミを包んで廃棄するのは極め

て優れたシステムといえますが、それも過量になると局所の問題が全身に拡がるということです。

本来、ダメージを負った細胞は、アポトーシス（細胞自殺）によって速やかに処理されてゴミが残らないため炎症は起こりません[137]。しかし、ゴミ処理に失敗すると、脂質過酸化によるゴミ（アポトーシス細胞成分）のダンプス化（＝炎症ゴミ化）が起こり、炎症が起こり得るのです[138]。

そのゴミ処理失敗の原因も糖のエネルギー代謝の低下＝甲状腺機能の低下です（『新・免疫革命』参照）。そして、糖のエネルギー代謝の低下＝甲状腺機能の低下の最大の原因がプーファですから、プーファの悪影響の連鎖現象といえます。

4　ＭＤＡ結合による生体内物質の炎症ゴミ化（＝ダンプス〈DAMPs〉化）

ＭＤＡはあらゆるタンパク質に結合し、機能・構造破壊およびダンプス（DAMPs）化（炎症ゴミ化）させます。その数例を挙げましょう。

[図62] アルデヒドが結合した物質は炎症ゴミとなり、慢性炎症を引き起こす

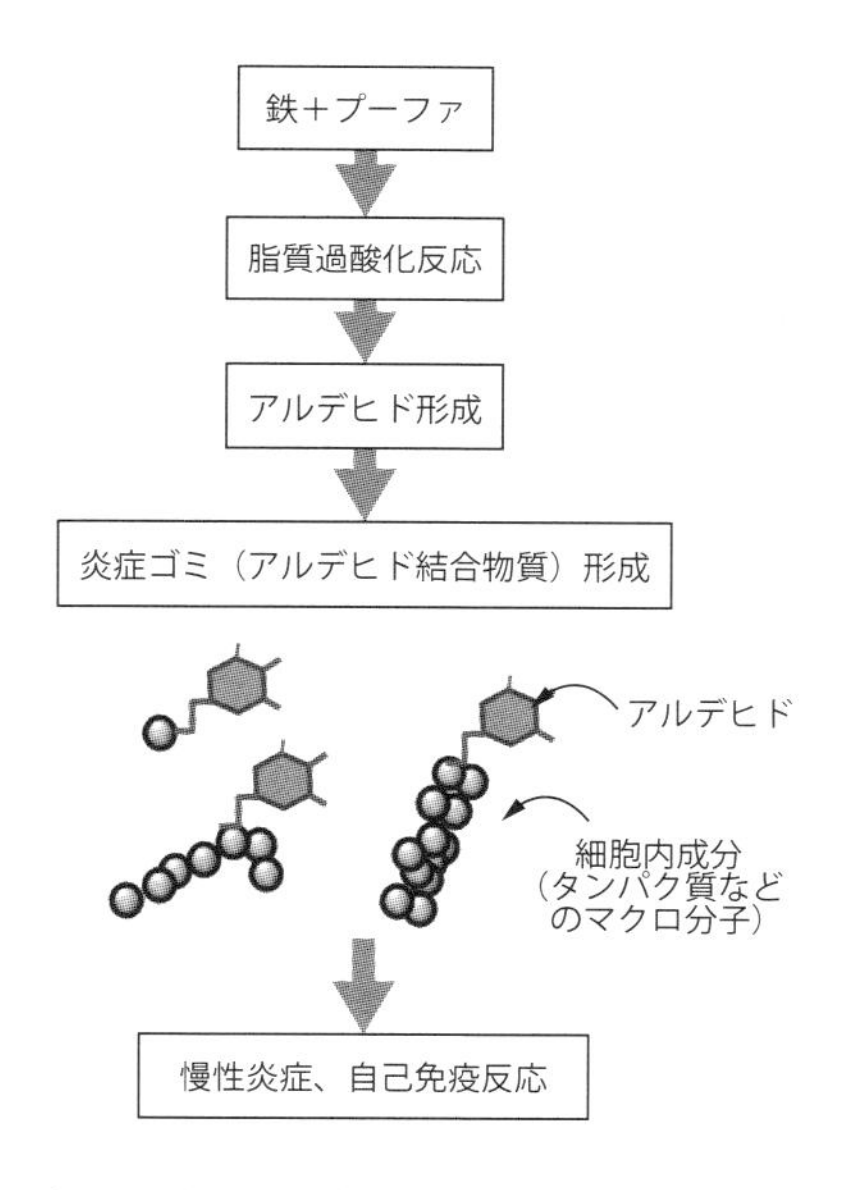

アルデヒドはタンパク質などの生体分子に結合し、機能･構造破壊および炎症ゴミ化（＝ダンプス〈DAMPs〉化）させる。これが慢性炎症を起こす。

○脳の髄鞘タンパク質に結合して脳炎、多発性硬化症などを引き起こします[139]。

○小麦のタンパク質（ペプタイド）にも結合して、生体内、細胞実験レベルのいずれにおいても、活性酸素種（ＲＯＳ）を発生させることも報告されています[140]。グルテンがリーキーガットを起こすのも、グルテンにアルデヒドが結合したものが腸粘膜細胞にダメージを与えることによる可能性があります。

○ＬＤＬ、ＨＤＬコレステロールのいずれにも結合することで、その機能を廃絶させるだけでなく、炎症を引き起こします[141]。これは特にＨＤＬの役割が毒性物質の吸着ですから、ＤＨＡの過酸化脂質（ＭＤＡ）の猛毒性を考えると当然の結果です。しかし、ＭＤＡの毒性が強すぎるために、肝臓に運ばれたＨＤＬ－ＭＤＡ結合体そのものが炎症ゴミ（ダンプス）として認識されて激しい炎症が起こるのでしょう。

○ＤＮＡ、ＲＮＡからタンパク質を合成する「翻訳」において、ポリペプチド鎖の伸長を促進するタンパク質の伸張因子（EL-2:Elongation factor-2）も、生体内、細胞実験レベルのいずれにおいても、ＭＤＡと結合することで機能・構造が障害されます[142]。

正常にタンパク質が形成されないのは、生命場の維持にとっては致命傷といっても過言ではありません。なぜなら、環境の変化に対して遺伝子のスイッチがオンになり、

[図63] アルデヒド結合物質（DAMPs）は
全身で炎症を引き起こす

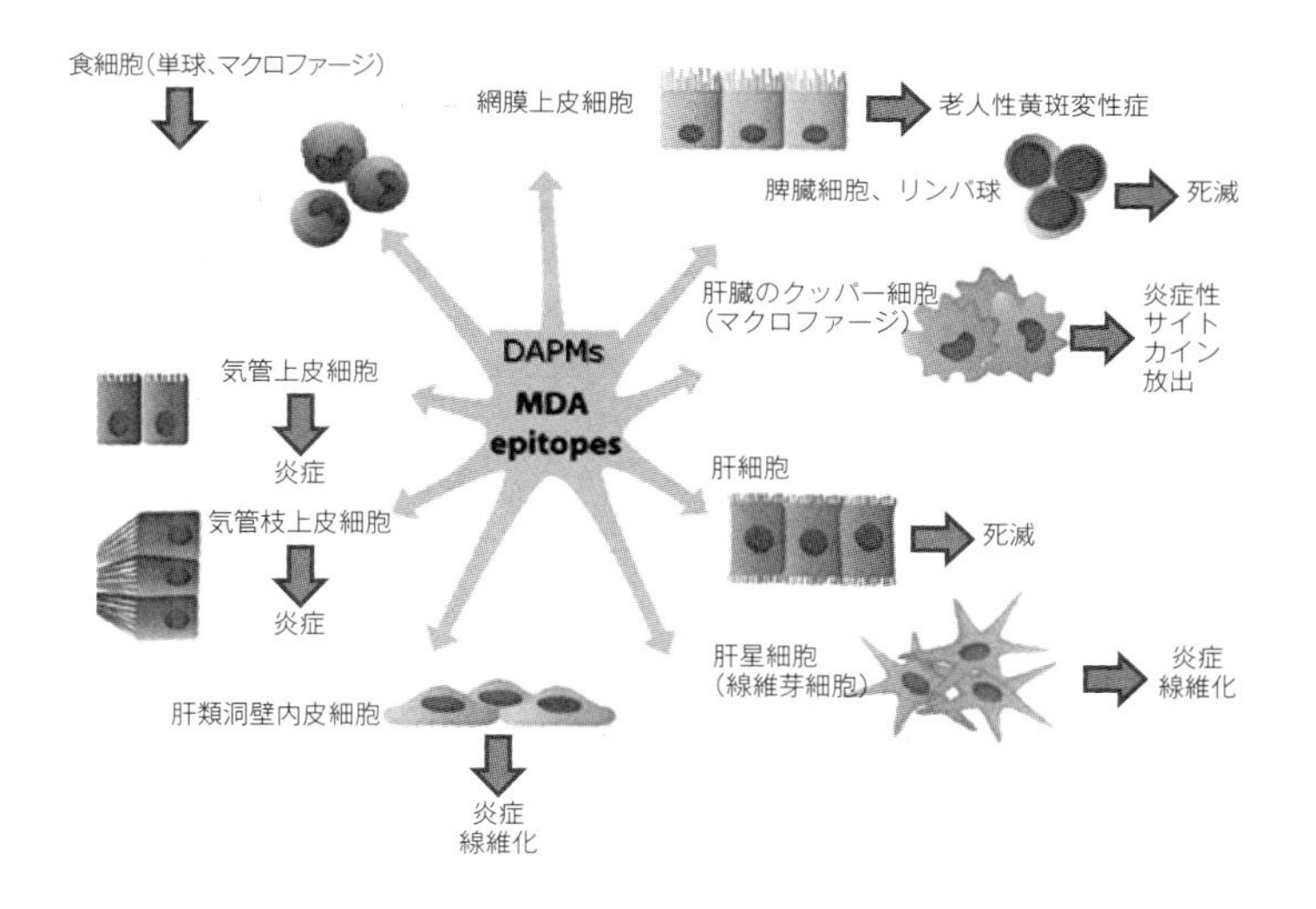

アルデヒド（MDA）は全身の細胞成分と結合し、炎症ゴミ（DAMPs）となる。オメガ3のアルデヒド（MDA）は全身で炎症を引き起こす。

［図64］アルデヒド結合物質＝炎症ゴミ、DAMPs

MDA- アセトアルデヒド
（MAA:Malondialdehyde-acetaldehyde）

サーファクタントタンパク質（肝臓のタンパク）
（SPD: surfactant protein D）
炎症ゴミ、DAMPs

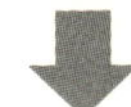

スカンベンジャー受容体（SR-A1: scavenger receptor）

肺の炎症、アルコール肝障害

ホルモン、酵素、サイトカインなどの生理活性物質が産生されてはじめて環境に適応できるようになるのですが、タンパク質が形成されないとその生理活性物質が産生されないからです。

○興味深いのは、軟骨のコラーゲンタンパクにもＭＤＡは結合して、炎症を引き起こすことで関節に変形をもたらすことです[143]。加齢とともに変形性関節症になって、あらゆる関節が痛くなるのは必然と考えられていますが、これもプーファ・フリーによって大幅に改善できるでしょう。

○アルコールの代謝やタバコの煙中で生成されるアセトアルデヒドにも、ＭＤＡは

[図65] アルデヒド結合物質(DAMPs)とメタ炎症

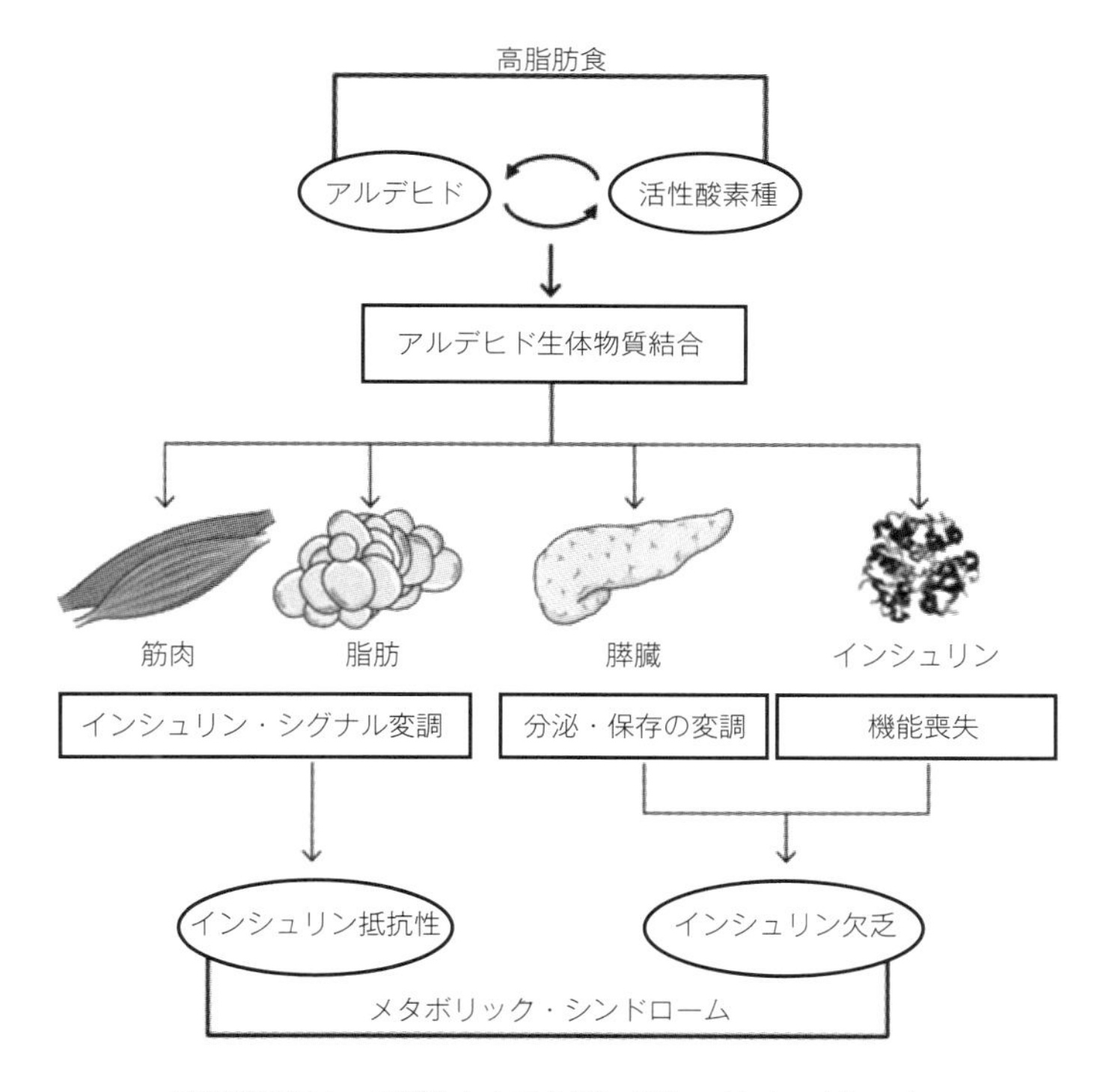

高脂肪食によって発生したアルデヒドは、インシュリン・シグナル、膵臓の分泌やインシュリンそのものを変性させて最終的にメタ炎症を引き起こす。

結合します。ＭＤＡ－アセトアルデヒド 結合体がタンパク質と結合したものも、肺や肝臓で炎症を引き起こします[144]。

このように、主にオメガ３の脂質過酸化反応で形成されるＭＤＡというアルデヒドは全身に炎症を引き起こすのです。

さらに、図65に示したように、オメガ３の過酸化脂質（4-HHE、ＭＤＡ）は、メタ炎症（高脂肪食による慢性炎症）を通じて、メタボリック・シンドロームを引き起こします[145]。

以上述べてきた、オメガ３の過酸化脂質（4-HHE、ＭＤＡ）の作用をまとめたものを図示【図66】します。

[図66] オメガ3の過酸化脂質（4HHE、MDA）
の作用のまとめ

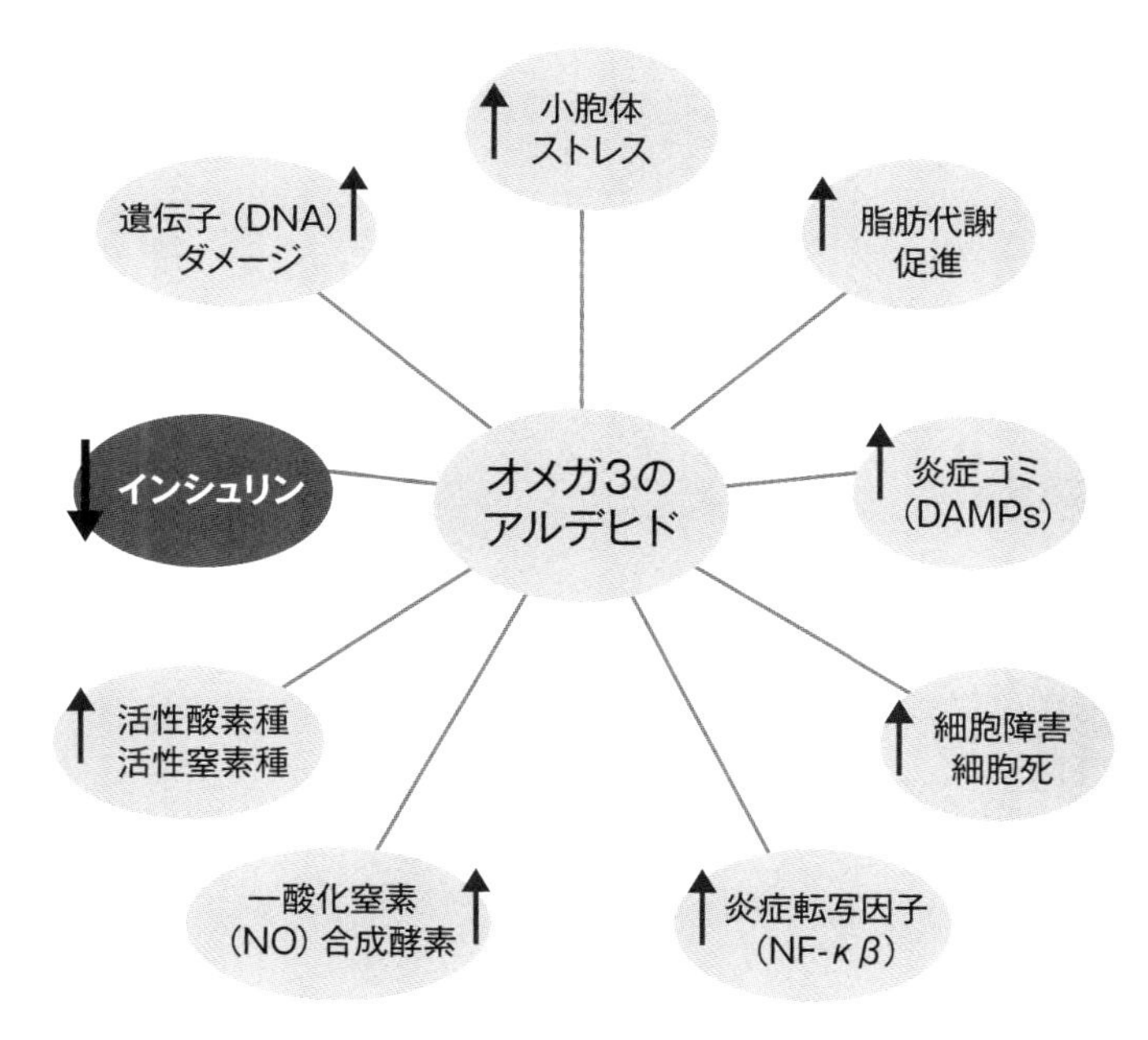

[図67] ペロキシソーム増殖活性化受容体δ
PPARδ：Peroxisome proliferator-activated receptors δ

・アルデヒド（とくに 4-HNE, 4-HHE および 4-HDDE などの 4-hydroxyalkenals）が強く結合

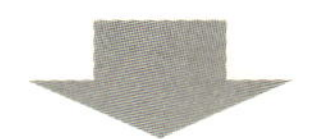

糖の代謝をブロックする

・糖の運搬体（GLUT1）をブロック
・ピルビン酸脱水素酵素（PDH）をブロック

5 プーファは脂肪の代謝を促進する

アルデヒド（とくに4-HNE, 4-HHE、そして4-HDDE などの4-hydroxyalkenals）は、ペロキシソーム増殖活性化受容体δ（PPARδ）とよばれる細胞のアンテナに強く結合します。その結果、糖の運搬体（GLUT1）やピルビン酸脱水素酵素（PDH）をブロックし、糖のエネルギー代謝をブロックします[146]。

オメガ6から形成されるアルデヒド4-HNEは、糖の運搬体グルコース・トランスポーター3（GLUT3）に結合して機能にダメージを与えることは以前から知られていま

［図68］内因性カンナビノイド

▶ 内在性カンナビノイド
(Endocannabinoid：エンドキャナビノイド)
,anandamide and 2- arachidonoylglycerol (2-AG)

・神経伝達物質
・アラキドン酸の代謝産物（オメガ6の摂取で↑血液濃度）
・キャナビノイド受容体（CB1 receptor）
・脂肪細胞の成熟・増殖、蓄積、脂肪のβ酸化促進

脂肪肝・肥満へ

した[147]。グルコース・トランスポーター3（GLUT3）は、特に脳に糖を運搬する重要な働きを持っています。

オメガ6から誘導されるアラキドン酸の代謝産物に、内因性カンナビノイド（anandamide, 2- arachidonoylglycerol（2-AG））とよばれる物質があります[148]。カンナビノイドとはキャナビス（cannabis）、つまり大麻と同じ作用をする物質ということです。このような物質が体内で産生されるので内因性カンナビノイドといわれています。

この内因性カンナビノイドは、キャナビノイド受容体（CB1 receptor）という細胞のアンテナを刺激して、脂肪細胞の成熟・増殖、

［図69］オメガ３の作用のまとめ

1．細胞構成成分に入り、機能・構造破壊
2．ミトコンドリアの電子伝達系にダメージを与える
3．リポファッシン（老人斑）の形成
4．アルデヒド＆炎症ゴミの形成
5．エイコサノイドの形成
6．ホルモンの作用のブロック
（正常な細胞間のシグナルをシャット・ダウン）

蓄積、そして脂肪のβ酸化（脂肪をエネルギーとして使用＝病気の代謝）を促進します[149]。その結果、脂肪肝（ＮＡＦＬＤ）や肥満へ導きます。

ちなみに、プーファから誘導されるエストロゲンも同じキャナビノイド受容体（CB1 receptor）を刺激して、アルコール・薬物依存を強化することも分かっています[150]。

最後に、オメガ３の作用のまとめを図示しておきます。

第5章
プーファ・フリーでよみがえる

1 プーファは細胞間のコミュニケーションを、さらに外界の刺激をシャットアウト!

細胞間のコミュニケーションは、『新・免疫革命』で詳述した生命の形態形成維持の基礎です。

それぞれの細胞は独立して監視機能を持っています。生命場に不必要なゴミ、とくに炎症を引き起こすゴミがあれば速やかに除去します。これがガンなどの慢性病にならないためには基礎となる細胞機能です。

プーファはこの細胞間の、あるいは細胞内においても細胞内小器官の間のコミュニケーションを破壊することで、発ガンの原因になります[151]。プーファはフィッシュオイルやDHAのように二重結合(不飽和度)が多いほど、そして鎖が長いほど、甲状腺ホルモン(T3)の細胞内での核への結合を強くブロックします[152]。リノレイン酸(オメガ3）はリノール酸（オメガ6）よりも3倍以上も甲状腺ホルモンのブロック作用が強いのです[153]。

ちなみにプーファは甲状腺ホルモンと結合しているタンパク質（ＴＢＧ）にも結合して、甲状腺ホルモンが細胞内に移行できないようにするため強力な抗甲状腺作用を持っています[154]。

その他、プーファ（オメガ3＆6の両方）はビタミンDの運搬タンパク質の結合をブロックし、ビタミンDの作用を止めてしまいます[155]。

プーファ（特にＤＨＡ）はその他にも、保護ホルモンであるアンドロゲン、プロゲステロンの細胞内結合をブロックする一方で、シックネス・ホルモン（病気の場を作るホルモン）であるエストロゲンの結合は促進させます[156]。

したがって、現代の高プーファ食では、甲状腺機能低下、ビタミンD不足、保護ホルモン不足になる一方で、エストロゲン作用だけが前面に出てくるようになります。

そして、現代の高プーファ食やオメガ3のサプリメントを摂取している場合は、細胞の構成成分にプーファが容易に組み入れられます。プーファが細胞の構成成分になると、親水性といって油をはじくようになります[157]。

甲状腺ホルモン、プロゲステロン、プレグレノロン、DHEA、アンドロゲンなどの保護ホルモンはすべて、LDLコレステロールから産生される脂溶性ホルモンです。つまり油の性質を持ちます。こういった重要なホルモンは、外界の環境の変化（ストレス）を細胞へ届ける重要な役割をしています。

しかし、この細胞内にプーファがあると、このような油成分のホルモンをはじいてしまうため、外界の信号が細胞内に伝わりません。つまり、プーファは生命体全体のシステムをシャットダウンしてしまう作用があるのです。

生命体内の電子のフローや外界のシグナルをシャットダウンするというプーファの作用は、分かりやすい例えで言うと、「冬眠」状態です。冬眠する動物は、プーファをたくさん摂取して越冬します。すべての生命活動を止めてしまうのです。したがって、プーファはよくて現状維持（status quo）、時間が経過するにつれて徐々に生命体を崩壊させていく物質なのです。

非常に既得権益にぶら下がって（status quo）、権威主義的な人はプーファの蓄積量が多いというのはあながち嘘ではありません。プーファは脳内セロトニン、エストロゲンを増加させて凶暴化させます。プーファは、細胞内でエントロピー（乱雑さ、崩壊）を高める物質なのです。

したがって、私たちの形態形成維持にはプーファ・フリーが理想なのです。しかし、加工食品は論外としても、ココナッツオイルや動物性食品にさえプーファは少量含まれています。一日のプーファ摂取許容量について少し考えてみましょう。

2 プーファの許容摂取量は？

オメガ6系プーファであるリノール酸を用いたラットの発ガン実験があります[158]。それによると、プーファが食事全体の〇・五パーセントでも、乳癌の発生率が時間の経過とともに上昇します（プーファの量に依存して発ガン率上昇）。

この実験では発ガン物質を使って、ラットに乳がんを発生させています。発ガン物質投与から十週目に二・〇パーセント以上のリノール酸添加では触知できる乳がんが発生

[図70] プーファが食事量の0.5%でも発ガンする
（プーファの量に依存して発ガン率が高まる）

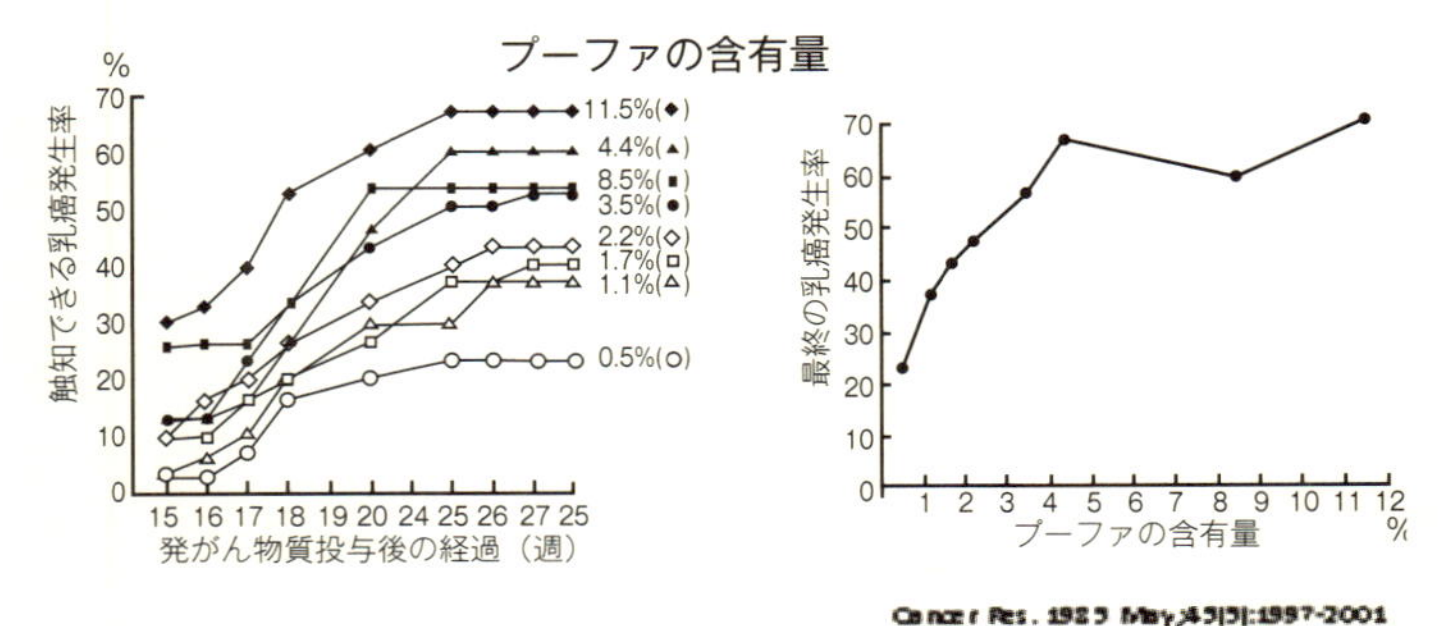

発ガン物質投与から10週目にどのグループでも１個触知できる乳ガンが発生。

ただしリノール酸が0.5%および1.5%を与えたグループは、10週目でも乳ガンが発生していない。0.5%のリノール酸添加でも15週目から乳ガン発生率が時間経過とともに増加。リノール酸の濃度が高いほど、時間経過とともに乳がん発生率が高まる。

していますす。ただし、リノール酸が〇・五パーセントおよび一・五パーセントを与えたグループでも、十五週目には乳がんが発生しています。

この実験から食事体の〇・五パーセントをプーファの上限と仮定すると、私たちの一日プーファ摂取量の許容範囲は何グラムくらいになるでしょうか？

「日本人の食事摂取基準」（二〇一五年版）から脂質一パーセントを約二・五gと換算すると、一日のプーファ許容摂取量は一・二五g以下になります。

国際的に脂質の評価をしている機関（IEM:International Expert Movement to Improve Dietary Fat Quality, ISSFAL:International Society for the Study of Fatty Acids and Lipids）では、一日のプーファ必要量を全体のエネルギー量の六－一一パーセントとしています[159]。これは、動物実験で乳がんを発生させる〇・五パーセント量の実に十倍以上の摂取量になります。

プーファでもオメガ3（α－リノレン酸、EPA、DHA）だけに限ると、上記の脂質の評価を行う国際機関（IEM、ISSFAL）では、一日推奨量を食事全体のエネルギー量の〇・五－二パーセントとしています。オメガ3だけでも、〇・五パーセントを超えます。

その一方で、厚生労働省の発表している「日本人の食事摂取基準」の最新版（二〇一五年版）では、α－リノレン酸、ＥＰＡ、ＤＨＡ、コレステロールの目標量の設定が見送られています。

ちなみに、総コレステロール値も動脈硬化とは何の直接的関係はありません。あくまでも相関関係にすぎないのです。甲状腺機能低下（＝糖のエネルギー代謝低下）が動脈硬化の真の原因です。甲状腺機能が低下するとコレステロール値（ＬＤＬ－コレステロール）が上昇するからです。そして、甲状腺機能の低下をもたらす最大の物質がプーファなのですから、すなわち、現代人にとってはプーファが動脈硬化の真の原因です。

3　痩せたければプーファ・フリーで

プーファの摂取を抑えればたくさんのおつりを貰うことができます。その一つがスリムでいられることです。プーファ・フリー（必須脂肪酸欠乏）では、基礎代謝が二五～三〇パーセントも上昇します[160]。赤ちゃんの基礎代謝が高いのもプーファの蓄積が少ないからです。加齢とともにプーファの蓄積量は増加するのです。

基礎代謝を高めるのは甲状腺ホルモンです。前述したように、プーファは甲状腺ホルモンの産生[161]、細胞までの運搬[162]、そして細胞内での受容体の結合[163]の、すべての段階で甲状腺ホルモンの働きをブロックします。逆に言うと、プーファ・フリーにすると甲状腺ホルモンが働きだして代謝が回りだすのです。

また、プーファはストレスホルモンであり、肥満ホルモンといわれているコルチゾールとエストロゲンの産生を高めます[164]。コルチゾールは主に内臓に、エストロゲンは皮下に脂肪をつけます。プーファ・フリーでこれらの肥満ホルモンを抑えることは、ダイエットでは必須です。

4 プーファの脂質過酸化を抑える物質

フィッシュオイルの脂質過酸化を抑える物質として、カテキン、βカロテン、コーヒー酸（caffeic acid）などの植物に含まれる毒性物質（ファイトケミカル）が知られています[165]。ただし、これらの物質を抽出したサプリメントは非常に危険です。実際にコーヒー酸などは発ガン性が報告されています。したがって、ファイトケミカルを含んでいるフルーツや野菜を全体として食べるようにしましょう。

プーファは乳化した状態では酸化しやすい特徴があります。この場合の乳化とは、プーファという油を水と混じり合う状態にしたという意味です。このような酸化しやすい乳化状態のプーファでもビタミンＥ（トコフェロール）は、脂質過酸化反応を軽減します[166]。ビタミンＥは動物性食品から摂取するか、良質なサプリメントで補いましょう。

またリポリシスを抑える医薬品（オリスタット、orlistat）は、抗肥満薬としても注目を浴びています。この薬はライペース（lipase）をブロックすることで、中性脂肪からプーファが遊離脂肪酸となってフリーになることを防ぎます。実際にオリスタット（orlistat）によって消化の間に発生するアルデヒドの量を減らすことが分かっています[167]。したがって、リポリシスを抑えるナイアシノマイド（ニコチン酸アミド）やアスピリンは脂質過酸化反応も抑えるということです。

一方、消化管でプーファの過酸化脂質反応が増大させる鉄の摂取に留意しましょう[168]。鉄のサプリや鉄剤は大量のアルデヒドを発生させるため非常に危険です。

5 プーファの終末脂質過酸化産物(ALEs)の発生を抑える物質

プーファの自動酸化によって発生するマーロンダイアルデハイド(MDA)やメチルグライオキサール(methylglyoxal)などのアルデヒドが、他分子(タンパク質、DNA)に結合するのを防ぐ物質も見つかっています。

その一つがカーノシン(Carnosine)という物質です。欧米のトップアスリートに人気のサプリメントとしても有名ですが、ただし、このカーノシンは、元々ベータアラニンとヒスチジンというアミノ酸の結合体です。ヒスチジンはシックネス・サブスタンス(病気の場を作る物質)であるヒスタミンの原材料です。

したがって、カーノシンを摂取するよりも、ベータアラニンというアミノ酸を摂取すると、ヒスタミンおよび終末脂質過酸化産物(ALEs)のいずれも減らせる一石二鳥の方法になります[169]。

その他、ビタミンB1(サイアミン)、ビタミンB6(ピリドキシン)も終末脂質過酸化産物（ALEs）の形成をブロックしてくれます[170]。

6 呼吸はゆったりと（二酸化炭素をためる）——過呼吸に留意する

プーファのエネルギー代謝で大量発生し、かつ脂質過酸化反応の源になる活性酸素・窒素種（ROS／RNS）を消去する強力な味方が、日々みなさんの体で産生されています。それは、意外かもしれませんが、糖のエネルギー代謝で最も効率よく産生される二酸化炭素（CO_2）です[171]。

二酸化炭素は、活性窒素種から形成される最強の酸化物質であるペロキシナイトライト（peroxynitrite）もブロックしてくれます。このペロキシナイトライトは、アルデヒドと同じく、ミトコンドリアの電子伝達系の大切な酵素に不可逆に結合する真の窒息物質です。

さらに二酸化炭素は、スーパーオキサイド・ディスミューテース（SOD）という体内の抗酸化酵素が、過酸化水素から受けるダメージをもブロックしてくれます。

プーファを糖の代わりにエネルギー源にすると大量の活性酸素・窒素種が発生しますが、その際に多くの酸素を消費します。そのため、組織はプーファのエネルギー代謝では低酸素になりやすくなります。しかし、その一方で二酸化炭素産生量は糖の半分以下になります。低酸素状態で同じように引き起こされる活性酸素・窒素種の発生も二酸化炭素が防いでくれます[172]。

プーファが還元ストレスを与える最大の物質でした（『ガンは安心させてあげなさい』参照）。還元ストレスとは電子のフローが渋滞する状態です。この状態では、ミトコンドリアから漏れ出したフリーの電子が酸素と反応して過剰の活性酸素・窒素種を発生させます。二酸化炭素は、このフリーの電子をキャッチして、酸素との反応をブロックしてくれます。

さらにフリーの鉄はプーファの脂質過酸化反応の鍵となる物質です。

鉄をフリーにしないために、トランスフェリンというタンパク質に結合して血液中を運搬しています。このトランスフェリンにフリーの鉄を結合させる役割をするのも二酸化炭素です[173]。

もしプーファのエネルギー代謝になれば、ピルビン酸脱水素酵素をブロックするために糖を使用したとしても、不完全燃焼を起こします[174]。その結果、乳酸が二酸化炭素の代わりに産生されます。この乳酸はトランスフェリンから鉄を遊離してフリーにする働きがあります[175]。アルデヒドをプーファから発生させるフリーの鉄をなくすためにも、二酸化炭素が必要なのです。

したがって、呼吸はゆっくりと二酸化炭素をためるように心がけましょう。太極拳(tai chi)のような呼吸法が理想的です。二酸化炭素が減少する過呼吸は脂質過酸化反応の面からも禁物です。

7 プーファはシックネス・サブスタンスの王様中の王様

最後に、プーファ（オメガ3&6）の多様な作用を一枚の紙にまとめましたのでご覧ください【図71】。

○プーファ（オメガ3&6）は、自動酸化されてアルデヒド（過酸化脂質）になれば、小胞体ストレス、終末過酸化脂質産物（ALEs)、炎症ゴミ（ダンプス、DAMPs)、

[図71] プーファは病気の場を作る物質の真の王様

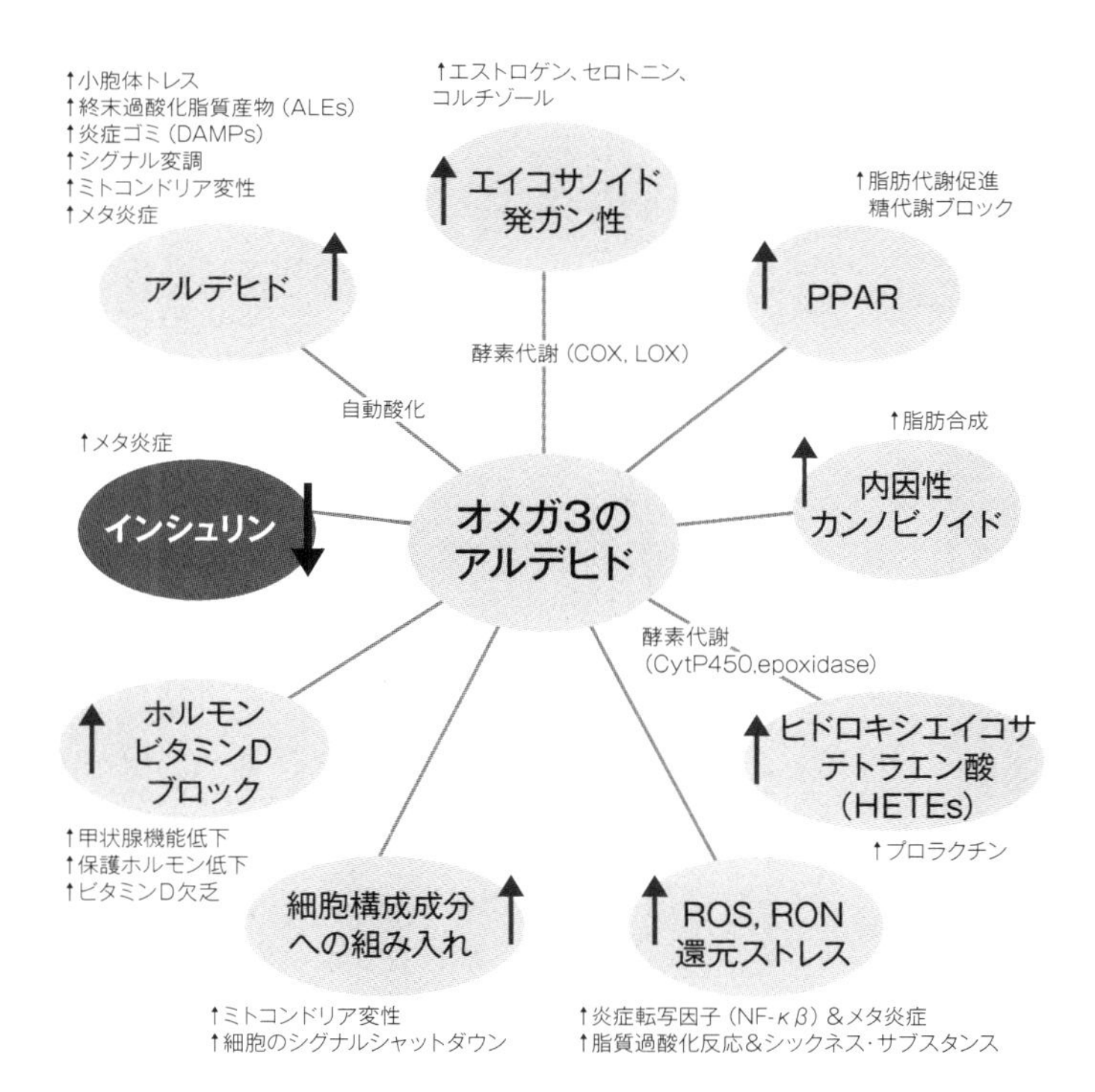

ミトコンドリアのタンパク変性による機能障害、各種の細胞内シグナル変調（最終的にインシュリン抵抗性、炎症回路のオン）などを引き起こします。

○酵素で変換されて形成されるエイコサノイド（プロスタグランディンなど）、ヒドロキシエイコサテトラエン酸（ＨＥＴＥｓ）、エポキシケトオクタデセノイック酸（ＥＫＯＤＥ）などが産生されます。これらの物質は、エストロゲン、コルチゾール、セロトニン、アルデストロンといったシックネス・サブスタンス（病気の場を作る物質）を誘導します。これが発ガン、ガン増殖を促進していきます。

○ホルモンやビタミンＤの作用もブロックします。このことで、甲状腺機能低下症、保護ホルモン（プロゲステロン、プレグネノロン、ＤＨＥＡ）欠乏、ビタミンＤ欠乏などを引き起こします。

○また、プーファあるいはアルデヒドが各種のペロキシソーム増殖活性化受容体（ＰＰＡＲ）に結合して糖のエネルギー代謝をブロックします。

○オメガ6系から誘導される内因性カンナビノイドによって脂肪合成が高まります。

○アルデヒドは直接インシュリンに結合し、インシュリンの作用をブロックしますし、プーファの代謝で発生した活性酸素種（ROS）・窒素種（RNS）によってインシュリンのシグナル経路がブロックされます。これによってメタ炎症が引き起こされます。

○プーファとくにオメガ3（DHA）がミトコンドリアの内膜のリン脂質に組み入れられると、糖のエネルギー代謝にダメージを及ぼします。糖のエネルギー代謝がブロックされた状態では、肝臓は糖新生とケトン体合成を行って、脳などの重要な臓器にエネルギー源を供給します。しかし、糖新生さえもプーファでブロックされます[176]。

したがって、私たちの体はケトン体にエネルギー源を頼らなければならなくなります。そうすると、安静時で体内の約六〇パーセントの糖を消費する脳が真っ先にダメージを負います。このケトン体が血液中に過剰に増加した状態（「ケトアシドーシス」という）では、意識障害や嘔気・嘔吐が起こるのはこのためです。

これらはプーファの生命体への影響の一部分に過ぎませんが、これだけでも生命のフローを止めてしまう最大の物質であることがお分かりになると思います。

プーファは、環境の変化に適応するのではなく、外界のシグナルを遮断して冬眠状態を作ります。通常の冬眠は一冬の期間ですが、この数か月でさえ、冬眠動物は自らの体を分解して最低限のエネルギーとしますので、生死の淵を彷徨います。

高プーファ食にまみれている現代人は、冬眠のままゾンビのように暮らしているといえば言い過ぎになるかもしれません。しかし、現代人の実態は冬眠動物と同じメカニズムになっていることを再度、腑に落としてください。そしてプーファ・フリーになるようにしてください。そうすることであなたは必ず変わります。

[171] Physiol Res. 2002;51(4):335-9
[172] ①Exp Toxicol Pathol. 1998 Sep;50(4-6):402-10 ②Pediatr Res. 1997 Jul;42(1):24-9
[173] J Leukoc Biol. 1995 Jul;58(1):59-64
[174] ①(Neurotox Res. 2003;5(7):515-20 ②Biochemistry. 1998 Nov 10;37(45):15835-41 ③J Appl Physiol. 2008 Jan;104(1):1-9. Epub 2007 Oct 18
[175] J Cereb Blood Flow Metab. 1989 Feb;9(1):65-70
[176] J Biol Chem. 2002 May 3;277(18):15736-44

［145］ N. J. Pillon and C. O. Soulage, in Lipid Peroxidation, ed. A. Catala, InTechh, 2012
［146］ ①Biochimie. 2017 May;136:85-89 ②Mol Aspects Med. 2016 Jun;49:49-77
［147］ J Neurosci. 1997 Feb 1;17(3):1046-54
［148］ Obesity (Silver Spring). 2012 Oct;20(10):1984-94
［149］ ①Mol Pharmacol. 2006 Oct;70(4):1298-306 ②Neuroendocrinology. 2005;81(4):273-82 ③Nature. 2001 Apr 12;410(6830):822-5
［150］ Neuropharmacology. 2016 Nov;110(Pt A):118-124

第５章

［151］ J Natl Cancer Inst. 1984 Mar;72(3):637-45
［152］ ①Biochem Biophys Res Commun. 1991 Sep 16;179(2):1011-6 ②Int J Biochem. 1990;22(3):269-73
［153］ Metabolism. 1988 Oct;37(10):996-1002
［154］ ①Clin. Chem. 33 (1987) 1752-1755 ②J. Clin. Endocr.Metab. 63 (1986) 1394-1399 ③Metabolism 35 (1986) 152-159 ④J. Clin. Endocr. Metab.60 (1985) 980-984
［155］ J Steroid Biochem Mol Biol. 1992 Sep;42(8):855-61
［156］ ①J Steroid Biochem. 1989;34(1-6):219-27 ②Endocrinol Jpn. 1988 Feb;35(1):93-6 ③Prostaglandins Leukot Essent Fatty Acids. 2002 Apr;66(4):419-25 ④Reprod Biol. 2006;6 Suppl 2:13-20
［157］ Omega-3 Fatty Acids in Brain and Neurological Health 2014, Pages 373-383
［158］ Cancer Res. 1985 May;45(5):1997-2001
［159］ Ann Nutr Metab. 2017;71(1-2):26-30
［160］ J Nutr 1984;114:255–62
［161］ s. J Clin Endocrinol Metab 1985;60:666–72
［162］ Biochim Biophys Acta - Gen Subj 1986;881:292–6.
［163］ Metabolism 1988;37:996–1002.
［164］ ①J Nutr Sci. 2015 May 4;4:e16 ②Endocr Res. 2002 Nov;28(4):325-30 ③Am J Physiol Regul Integr Comp Physiol. 2003 Jun;284(6):R1631-5 ④J. Clin. Endocrinol. Metab. 2003;88:2810–281
［165］ ①J Agric Food Chem. 2005 May 4;53(9):3397-402 ②Food Chem. 2013 Dec 15;141(4):3859-71
［166］ ①Food Dig., 2012, 3, 46–52 ②Food Chem. 2019 Jan 1;270:527-537
［167］ Food Chem. 2019 Jan 1;270:527-537
［168］ Food Chem., 2013,141, 3859–3871
［169］ ①Curr Med Chem. 2005;12:2293–2315 ②Neurosci Lett. 1997;238:135–138 ③Cell Biochem Funct. 2008 Apr;26(3):334-8
［170］ ①Aging Dis. 2013 Feb; 4(1): 50–56 ②Br J Pharmacol. 2008 Jan; 153(1): 6–20

Mar;13(3):385-92
[119] ①J Biol Chem. 2011 May 20; 286(20): 18170–18180 ②Biochimie. 2013 Jan;95(1):74-8
[120] ①J. Biol. Chem. 2012; 287: 11398–11409 ②Cell. 2015 Jun 18;161(7):1527-38
[121] Front Mol Neurosci. 2014; 7: 70.
[122] Med Res Rev. 2001 Jul; 21(4): 245–273
[123] ①Proc Natl Acad Sci U S A. 1987 Apr;84(7):1829-33 ②Med Res Rev. 2001 Jul; 21(4): 245–273 ③Mol Aspects Med. 2003 Aug-Oct;24(4-5):195-204 ④FEBS Lett. 2004;578:217–223

第4章

[124] ①Eur J Pharmacol. 2011 Jan 10;650(1):184-94 ②Nephrol Dial Transplant. 2011 Dec;26(12):3866-73
[125] Mol Metab. 2017 Feb; 6(2): 174–184
[126] ①FEBS Lett. 2004 May 21;566(1-3):183-9 ②Free Radic Biol Med. 2004 Aug 15;37(4):539-48
[127] Eur J Biochem. 2004 Apr;271(7):1339-47.
[128] Biochim Biophys Acta. 2012 Oct; 1818(10): 2465–247
[129] J Lipid Res. 2004 Apr;45(4):626-3
[130] ①Chem Res Toxicol. 2016 Dec 19; 29(12): 2125–2135 ②Prostaglandins Other Lipid Mediat. 2017 Sep;132:84-91.
[131] ①Alcohol. 2014 Aug;48(5):493-500 ②J Lipid Res. 1981 Jan;22(1):63-71
[132] ①Nature. 2011 Oct 5;478(7367):76-81 ②Free Radic Biol Med. 2011 Aug 15;51(4):834-43
[133] ①Acta Pharmacol Sin. 2014 Apr;35(4):433-43 ②J Hepatol. 2012 Nov;57(5):1144-6 ③Circulation. 2000 Feb 29;101(8):841-3 ④Circulation. 1999 Jan 26;99(3):348-53 ⑤Thromb Res. 2010 Jun;125(6):511-2
[134] Nat Rev Rheumatol. 2010 Jan;6(1):21-9
[135] J Lipid Res. 2015 Feb;56(2):440-8
[136] Biochim Biophys Acta. 2017 Apr;1862(4):398-406
[137] Nat Rev Immunol. 2002 Dec;2(12):965-75
[138] Proc Natl Acad Sci U S A. 1999 May 25;96(11):6353-8
[139] Eur J Immunol. 2007 Jul;37(7):1986-95
[140] J Food Sci. 2012 Jan;77(1):H16-22
[141] ①J Clin Invest. 1989 Oct;84(4):1086-95 ②J Clin Invest. 2011 Jul;121(7):2693-708 ③J Biol Chem. 2010 Jun 11;285(24):18473-84
[142] Free Radic Biol Med. 2009 Aug 1;47(3):324-30
[143] Osteoarthritis Cartilage. 2003 Mar;11(3):159-66
[144] ①Redox Biol. 2015 Apr; 4: 193–199 ②Free Radic Biol Med. 2002 Feb 15;32(4):303-8

[84] Free Radic Biol Med. 2018 Feb 1;115:278-287
[85] Free Radic Biol Med. 2000 Mar 1;28(5):720-6
[86] Free Radic Res. 2007 Jan;41(1):25-37
[87] ①Allergy. 2015 Nov;70(11):1450-60 ②J Exp Med. 2005 Feb 21;201(4):627-36
[88] ①J Exp Med. 1914 Mar 1; 19(3): 251–258 ②J Biol Chem. 2010 Apr 9; 285(15): 11681–11691 ③J Pharmacol Exp Ther. 2007 Apr;321(1):137-47 ④Int J Biol Macromol. 2018 Feb;107(Pt B):2141-2149
[89] J Sci Food Agric. 2017 Oct;97(13):4588-4594
[90] Free Radic Biol Med. 2010 Feb 1;48(3):384-90
[91] J Lipid Res. 2007 Apr;48(4):816-252
[92] Prostaglandins Leukot Essent Fatty Acids. 2006 Sep;75(3):179-8
[93] Free Radic Biol Med. 2010 Jul 1;49(1):1-8
[94] Am J Physiol Endocrinol Metab. 2010 Dec; 299(6):E879-86
[95] Free Radic Biol Med. 2010 Feb 1;48(3):384-90
[96] Mutat Res. 1993 Dec;290(2):183-92
[97] Mutat Res. 1986 Aug-Sep;171(2-3):169-76
[98] J Lipid Res. 2004 Apr;45(4):626-34
[99] Brain Res. 2004 Sep 3;1019(1-2):170-7
[100] ①Toxicol Lett. 1985 Dec;29(1):43-9 ②Ind Health. 2005 Oct;43(4):699-701
[101] ①Brain Res. 2004 Sep 3;1019(1-2):170-7 ②J Biol Chem. 2006 Jan 13;281(2):1196-204
[102] Nutrients. 2017 Oct; 9(10): 1158
[103] Diabetes. 2011 Nov;60(11):2830-42
[104] Diabetes. 2005 Jun;54(6):1640-8
[105] Proc Natl Acad Sci U S A. 2014 Jul 1;111(26):9597-602
[106] Diabetes. 2008 May;57(5):1216-26
[107] Free Radic Biol Med. 1991;11(1):81-128
[108] Diabetologia. 2018 Mar;61(3):688-699
[109] ①FASEB J. 2006 Jul;20(9):1555-7 ②Chem Res Toxicol. 2007 Oct;20(10):1477-81 ③Chem Res Toxicol. 2011 May 16;24(5):752-62
[110] Biochem Pharmacol. 2003 Nov 15;66(10):1963-71
[111] Sci Transl Med. 2015 Sep 9; 7(304): 304re7
[112] Lancet 1963;281:785–9
[113] Biochem Mol Biol Int 1994;34:671–84
[114] Free Radic Biol Med. 2007 Jun 1;42(11):1661-70
[115] Nephrol Dial Transplant. 2011 Dec;26(12):3866-73
[116] Food Funct. 2016 Mar;7(3):1401-12
[117] Food Funct. 2016 Feb;7(2):1176-87
[118] ①Cell. 2017 Feb 9;168(4):692-706 ②J Cancer Prev. 2014 Jun; 19(2): 75–88 ③Annu Rev Med. 2012; 63: 317–328 ④Cell Death Differ. 2006

[54] Neurotoxicol Teratol. 2008 Mar-Apr; 30(2):107-17
[55] Am J Physiol Regul Integr Comp Physiol. 2003 Jun;284(6):R1631-5
[56] Cell Signal. 1995 May;7(4):319-23

第 2 章

[57] J Lipid Res. 2012 Oct; 53(10): 2069–2080
[58] J Lipid Res. 2012 Oct; 53(10): 2069–2080
[59] Food Funct. 2016 Mar;7(3):1401-12
[60] Food Chem. 2019 Jan 1;270:527-537
[61] Food Funct. 2016 Feb;7(2):1176-87
[62] J Agric Food Chem. 2004 Mar 24;52(6):1675-81
[63] ①Lipids. 2005 May;40(5):437-444 ②J Lipid Res. 1996 Feb;37(2):420-30 ③Mol Nutr Food Res. 2005 Nov;49(11):1075-82
[64] ①Saudi J Gastroenterol. 2007 Oct-Dec;13(4):187-90 ②Free Radic Res. 2016;50(3):304-13 ③Antioxidants (Basel). 2018 Aug; 7(8): 102
[65] World Cancer Research Fund, American Institute for Cancer Research. Food, Nutrition, Physical Activity and the Prevention of Cancer: a Global Perspective; Washington, DC, 2007
[66] Cancer Surv. 1989;8(2):241-50
[67] Free Radical Biol. Med. 2015, 83, 192－200
[68] Gut. 1989 Apr; 30(4): 436–442
[69] J Agric Food Chem. 2012 Sep 12;60(36):9074-81
[70] Free Radical Biol. Med. 2001, 31, 1388－1395
[71] Food Funct. 2014 Sep;5(9):2166-74
[72] J Agric Food Chem. 2016 Jan 20;64(2):487-96
[73] ①Food Dig. 2012, 3, 46－52 ②Food Chem. 2013,141, 3859－3871 ③J. Agric.Food Chem. 2012, 60, 7556－7564
[74] Proteins: Struct., Funct., Genet. 2009, 75, 217－230
[75] J. Agric.Food Chem. 2012, 60, 7556－7564
[76] Neurodegener Dis. 2016;16(1-2):44-54

第 3 章

[77] Free Radic Biol Med. 2010 Jul 1;49(1):1-8
[78] Lipids. 1997 May;32(5):535-41
[79] Food Nutr. Sci. 2 (2011) 714e723.
[80] European Journal of Lipid Science and Technology 2015, 118 (3), 435 - 444
[81] Cell Mol Biol Lett. 2015 Dec;20(4):647-62
[82] N. J. Pillon and C. O. Soulage, in Lipid Peroxidation, ed. A. Catala, InTechh, 2012,
[83] Clin Chim Acta. 2011 Jul 15;412(15-16):1399-406

Sep;24(8):297-302
[24] Am J Clin Nutr. 2000 Jan;71(1 Suppl):339S-42S
[25] Int J Cancer. 2011 Oct 1;129(7):1718-29
[26] J Nutr. 2012 Mar;142(3):610S-613S
[27] Crit Rev Food Sci Nutr. 2007;47(3):299-317
[28] Food Chem. 2011 Dec 1;129(3):854-9
[29] J Agric Food Chem. 2002 Mar 27;50(7):2094-9
[30] ①Mol Nutr Food Res. 2008 Dec;52(12):1478-85 ②Food Addit Contam. 2007 Nov;24(11):1209-18
[31] Lipids. 2001 Aug;36(8):833-8
[32] J Sci Food Agric. 1972 Apr; 23(4):493-6
[33] FASEB J. 2009 Jun;23(6):1920-34
[34] Am J Physiol Regul Integr Comp Physiol 2014;306:R527–37.
[35] J Psychiatr Res. 2009 Mar;43(6):656-63
[36] ①World Psychiatry. 2015 Jun; 14(2): 158–160 ②Arch Gen Psychiatry. 2005 May;62(5):529-35 ③Neurosci Biobehav Rev. 2015 Apr;51:164-88 ④Neuroscience. 2016 May 3; 321: 24–41 ⑤Saudi Med J. 2018 May; 39(5): 487–494 ⑥Brain Research 1998, 783(1), pp. 115-120 ⑦Eur J Pharmacol 1992, 212(1), pp. 73-78 ⑧Pharmacol Biochem Behav 1994, 48(3), pp. 671-676. ⑨Annals of Intensive Care 2016 6:85 ⑩J. of Psychoactive Drugs 2002, 34(3), p. 266
[37] Biophys J. 2015 Sep 15;109(6):1282-94
[38] Biochem J. 1990 Jan 1; 265(1): 79–85
[39] J Biol Chem. 2018 Jan 12;293(2):466-483
[40] ①J Biol Chem. 2018 Jan 12;293(2):466-483 ②Chem Phys Lipids. 2014 Apr;179:75-81 ③Biochemistry. 2005 Dec 20;44(50):16684-9
[41] ①Mol Cell Proteomics. 2018 Aug 31. pii: mcp.RA118.000961 ②J Lipid Res. 2018 Oct;59(10):1977-1986 ③J Lipid Res. 2018 Sep;59(9):1685-1694
[42] Arteriosclerosis. 1983 May-Jun;3(3):242-8
[43] Cholesterol. 2012;2012:292598
[44] Proc Natl Acad Sci U S A. 2010 Feb 16;107(7):3081-6
[45] Handb Exp Pharmacol. 2005;(170):3-70
[46] PLoS One. 2011 Jan 5;6(1):e15816
[47] Prog Neuropsychopharmacol Biol Psychiatry. 2018 Jan 3;80(Pt C):227-233
[48] Biochem J. 1992 Mar 1;282 (Pt 2):487-94
[49] Physiol Rep. 2016 Mar; 4(6): e12715
[50] J Health Popul Nutr. 2015 Aug 13; 33():14
[51] Am J Clin Nutr. 2008 Jul; 88(1):167-75
[52] Anat Histol Embryol. 1978 Sep; 7(3):193-205
[53] Front Nutr. 2018 Mar 12;5:15

References (参考文献)

第 1 章

[1] Nat Rev Endocrinol. 2018 Jul 25

[2] ①Cell Metab. 2015 Jul 7;22(1):125-37 ②Prostaglandins Leukot Essent Fatty Acids. 2013 Mar;88(3):201-10

[3] ①Neuroendocrinology. 2018;107(4):387-399 ②Toxicol Appl Pharmacol. 2012 Oct 1;264(1):84-93 ③J Mol Cell Cardiol. 2000 Mar;32(3):511-9 ④J Nutr. 1996 Jun;126(6):1534-40 ⑤LIPIDS Volume 31, Number 8, 829-837 ⑥J Exp Med. 1993 Dec 1;178(6):2261-5 ⑦Surg Today. 2003;33(8):600-5

[4] ①Mol Cancer Ther. 2004 Aug; 3(8):1031-9 ②Neoplasia. 2010 Aug; 12(8): 618–627 ③Cancer Lett. 2014 Jun 28; 348(0): 1–11

[5] Br J Pharmacol. 2015 Nov;172(22):5239-50

[6] Neurochem Res. 1991 Sep;16(9):983-9

[7] ①Am J Gastroenterol. 1992 Apr;87(4):432-7 ②J Clin Gastroenterol. 1990 Apr;12(2):157-61

[8] ①Cancer Res. 2010 Oct 15;70(20):7960-9 ②J Nutrigenet Nutrigenomics. 2009;2(6):273-9

[9] ①JAMA. 2012 Sep 12;308(10):1024-33 ②BMJ. 2012; 345: e6698 ③JAMA Cardiol. 2018 Jan 31

[10] N Engl J Med. 2018 Nov 10

[11] 2007 National Health Interview Survey

[12] Trends in the use of complementary health approaches among adults: United States, 2002–2012, National health statistics reports, 2015

[13] Lipids Health Dis. 2014; 13: 190

[14] U.S. Department of Agriculture, Agricultural Research Service. What we eat in America, 2011-2012.external link disclaimer 2015.

[15] Prog Lipid Res. 2016 Oct;64:30-56

[16] Appl Physiol Nutr Metab. 2007 Aug; 32(4):619-34.

[17] Am J Clin Nutr. 2010 Nov; 92(5):1040-51

[18] Prostaglandins Leukot Essent Fatty Acids. 2009 Feb-Mar;80(2-3):85-91

[19] Proc Natl Acad Sci U S A. 1990 Nov; 87(22): 8845–8849

[20] Pediatrics. 1976 Apr;57(4):480-6

[21] ①Nutr Res Rev. 1996 Jan; 9(1):259-79 ②Br J Nutr. 2010 Feb; 103 (4):522-9

[22] Br J Nutr. 2003 Oct; 90(4):777-86

[23] ①J Sci Food Agric 93(8) (2013) 1935-9 ②Journal of the American Oil Chemists' Society 73(2) (1996) 251-253. ③J Nutr Sci. 2015 Nov 4;4:e30 ④Biomed Res Int 2013 (2013) 464921 ⑤Cardiovasc J Afr. 2013

おわりに

ウディ・アレンの映画『スリーパー』（一九七三年）をご存知でしょうか？

この映画は永遠の命を求めて、体を凍らせ、二〇〇年後に起き上がるというストーリーです。その二〇〇年後には飽和脂肪酸がヘルシーな食材として認識されているというシーンがあります。一九七三年から二〇〇年後ということは、二一七三年ということになります。まだ一〇〇年以上も先のことですね。

なぜ、この映画にこのような設定があったのかというと、この映画が作られた当時には、すでに飽和脂肪酸がプーファの害悪（老人斑の形成など）をブロックするとの研究論文が報告されていたのです。

しかし、ここから現在までのほとんどの研究は「飽和脂肪酸悪玉説」および「オメガ3礼賛（らいさん）」に傾きました。

今回、現代社会において慢性病の最大の原因であるプーファ（多価不飽和脂肪酸）の中でもオメガ3にフォーカスしました。現時点では、オメガ3の真実を伝える世界でも最高峰の書物になったと思います。

本編に詳述したように「オメガ3礼賛」は、そう遠くない将来に、現代医学・栄養学の最大の汚点となって歴史に刻まれることになるでしょう。


今回も基礎医学をすべて総ざらいする機会を与えていただいたおかげで、オメガ3の真実をまとめ上げることができました。この機会を与えていただいた有馬陽子先生には感謝いたします。

またいつものように、家族の強い励ましおよび鉱脈社のスタッフの方々の熱いご支援を受けて本著が誕生いたしました。ここに深謝いたします。

元々は遺書として後世に残しておくつもりであった健康常識パラダイムシフトシリーズも7冊目を迎えました。これもひとえに、みなさまのご支援の賜物と心より感謝申し上げます。

健康常識パラダイムシリーズおよび基礎医学シリーズDVDと併せて、本著を何度も復習していただければ幸いです。

著者略歴

﨑谷　博征（さきたに　ひろゆき）

総合医、脳神経外科専門医、医学博士、パレオ協会代表理事、日本ホリスティック療法協会理事。エネルギー量子医学会会長。

＊1968年 奈良県生まれ
＊奈良県立医科大学・大学院卒業
＊脳神経外科専門医、ガンの研究で医学博士取得。

国立大坂南病院、医真会八尾病院を経て、私立病院の副院長をつとめる。現在、ガン、難病、原因不明の慢性病を対象にした治療を確立し、根本治療指導に従事している。

生物学・人類学・考古学・物理学など学問の垣根を取り払い横断的に研究。「原始人食」（崎谷式パレオダイエット）およびパレオライフスタイルを確立。「リーキーガット」「リーキースキン」「リーキーセル」「リーキーベッセル」「プーファ（PUFA）」「リポリシス」「健康の場（ヘルスィネス・フィールド）」「病気の場（シックネス・フィールド）」「ガンの場の理論」「形態形成維持」という概念を日本で初めて定着させた。パレオ協会を通じて栄養学およびライフスタイル改善の啓蒙を行っている。またエネルギー量子医学会を立ち上げ、最先端のサイエンスである量子、情報のレベルで生命現象を追求している。全国で医師・治療家および一般の方々を対象に講演・啓蒙活動を行っている。

＊著書に『患者見殺し医療改革のペテン』『グズな大脳思考デキる内臓思考』『医療ビジネスの闇』（共に韓国訳出版）、『原始人食で病気は治る』（台湾訳も出版）、『間違いだらけの食事健康法』、『この４つを食べなければ病気にならない』（中国語訳も出版）、『ガンの80％は予防できる』『「プーファ」フリーであなたはよみがえる！』『病はリポリシスから』『糖尿病は“砂糖”で治す！』『ガンは安心させてあげなさい』『新・免疫革命』『慢性病は現代食から』共著に『悪魔の思想辞典』。『日本のタブー（悪魔の思想辞典２）』がある。

健康常識パラダイムシフトシリーズ7

オメガ3の真実

フィッシュオイルと慢性病の全貌

続 「プーファ」フリーであなたはよみがえる!

二〇一九年二月　九　日　初版発行
二〇二三年六月二十三日　五刷発行

著　者　﨑谷博征 ©

発行者　川口敦己

発行所　鉱　脈　社
〒八八〇－八五五一
宮崎市田代町二六三番地
電話　〇九八五－二五－一七五八

印刷　有限会社　鉱　脈　社
製本　日宝綜合製本株式会社

発掘・継承・創造 ──《いのち》をうけ継ぎ・育み・うけ渡そう ──

著者既刊本

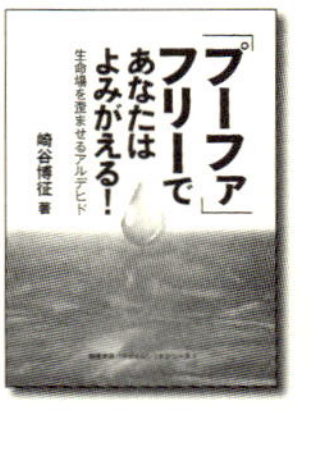

健康常識パラダイムシフトシリーズ1

「プーファ」フリーであなたはよみがえる！

生命場を歪ませるアルデヒド

四六判上製［1600円＋税］

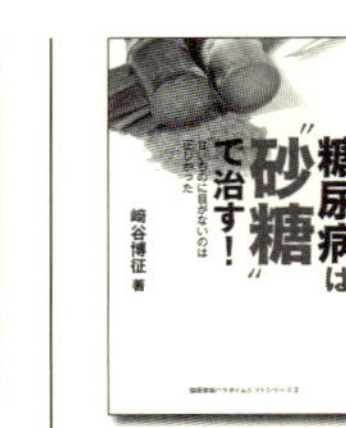

健康常識パラダイムシフトシリーズ3

糖尿病は〝砂糖〟で治す！

甘いものに目がないのは正しかった

四六判上製［1800円＋税］

健康常識パラダイムシフトシリーズ4

ガンの大本は生命場の乱れにあり

ガンは安心させてあげなさい

「ガン安心療法」の最前線

四六判上製［1900円＋税］

著者最新刊

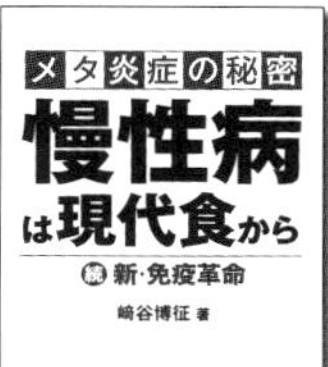

健康常識パラダイムシフトシリーズ6
メタ炎症の秘密
慢性病は現代食から
続　新・免疫革命

四六判上製［1800円＋税］

著者既刊本

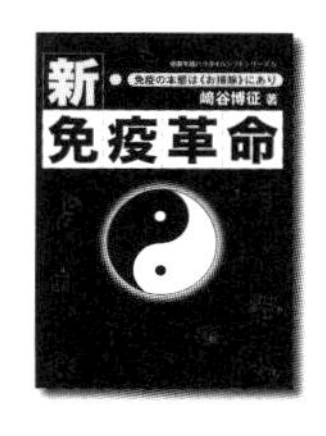

健康常識パラダイムシフトシリーズ5
新・免疫革命
免疫の本態は《お掃除》にあり

四六判上製［2000円＋税］

パレオ協会

私たち人類は、とてつもない「生命力」が内蔵されています。

しかし、残念ながら現代社会ではこの「生命力」が完全に削がれています。

パレオ協会では、私たちに普遍的に内蔵されている「生命力」を引き出すことを目的としています。

人類が心身ともに健康であった狩猟採集時代の食事を含めたライフスタイル（パレオライフスタイル）を現代に復活させることで、「生命力」を引き出します。

食事（栄養学）、身体活動などを中心としたプログラムや慢性病・ガンの根本治癒についてのプログラムを提供しております。ご自分の健康を守る上で必須の知識（健康神話の真実シリーズ）をDVDにまとめておりますので、是非ご視聴ください。

また、協会ではニュースレターの定期的発行、セミナー、パレオアクティビティ（山登り、キャニオニングなど自然とのふれあい）などを通じて会員のみなさんの心身をフォローしております。この協会のコンテンツに今までの研究成果、叡智を凝集させておりますので、ご参加いただければ幸いです。

一般社団法人パレオ協会ホームページ：http://paleo.or.jp/